ULCÉRATIONS PROFESSIONNELLES
DES MAINS
CHEZ LES OUVRIERS QUI TRAVAILLENT LES PEAUX
ET PRINCIPALEMENT
Chez les Mégissiers, les Tanneurs et les Teinturiers en peaux

(LE PIGEONNEAU)

PAR

Le Dr Paul LHUILLIER
DE LA FACULTÉ DE PARIS
ANCIEN EXTERNE DES HOPITAUX
MÉDAILLE DE BRONZE DE L'ASSISTANCE PUBLIQUE

PARIS
A. MALOINE, ÉDITEUR
23-25, RUE DE L'ÉCOLE-DE-MÉDECINE, 23-25
1901

A LA MÉMOIRE DE MON PÈRE

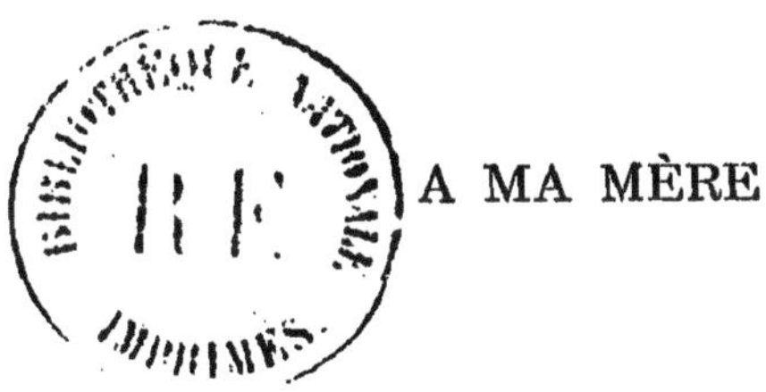

A MA MÈRE

A MA FEMME

A MON MAITRE

MONSIEUR LE DOCTEUR BROCQ

Médecin de l'hôpital Broca,
Chevalier de la Légion d'Honneur.

A MON PRÉSIDENT DE THÈSE

MONSIEUR LE PROFESSEUR DIEULAFOY

Professeur de Clinique médicale à la Faculté de Médecine
Médecin de l'Hotel-Dieu,
Commandeur de la Légion d'Honneur.

INTRODUCTION

Le sujet de cette thèse nous a été fourni par notre maître M. le docteur Brocq, médecin de l'hôpital Broca, qui a fait paraître en Avril dernier dans les *Annales de Dermatologie et de Syphiligraphie*, en collaboration avec son interne M. Laubry, un très intéressant mémoire sur la question. Nous le prions ici de vouloir bien accepter nos remerciements les plus sincères pour la bienveillance et la bonté qu'il nous a témoignées.

Nous sommes d'autant plus reconnaissant à M. le docteur Brocq de nous avoir engagé et guidé dans cette voie, que son travail, absolument original, était en cours de publication au moment où, sur ses conseils, nous avons commencé nos recherches, qu'il pouvait se réserver de le reprendre et de le compléter ultérieurement. Néanmoins il n'a pas hésité à mettre à notre disposition les observations qu'il avait pu recueillir dans son service ainsi que les clichés des belles photographies des fig. 1, 2, 3, 13 et 14, dues à l'habileté de son infatigable et si obligeant collaborateur à l'hôpital Broca, M. le docteur Sottas.

Pour réunir les matériaux nécessaires à l'élaboration de notre thèse, nous avons dû faire une longue enquête au début de laquelle il a fallu surmonter une difficulté d'un ordre tout particulier, que connaissent bien ceux qui ont eu pareille besogne à faire. C'était de vaincre la méfiance des industriels, en général très jaloux de leurs procédés de fabrication, et fort peu disposés à les dévoiler, même à des profanes n'envisageant que ce que ces procédés présentaient d'intéressant au point de vue purement médical. Grâce à d'excellents amis, parmi lesquels notre camarade d'enfance le docteur BOULLAND, que nous sommes heureux de remercier ici, nous avons pu pénétrer dans plus de vingt établissements parmi les plus considérables, les visiter en détail et faire une enquête qui a porté sur un ensemble de plus de quatre mille ouvriers.

Malheureusement nous n'avons pas toujours pu convaincre les directeurs d'établissement de notre désintéressement dans la question de fabrication, ni obtenir tous les renseignements que nous souhaitions. Aussi, malgré la peine que nous nous sommes donnée, il y a bien des détails que nous n'avons pu expliquer que par des hypothèse, bien des points que nous avons dû laisser dans l'ombre. A d'autres plus habiles ou plus heureux de compléter l'étude de cette curieuse affection.

Mais avant d'aborder l'étude de notre sujet, nous tenons à nous acquitter de la dette de reconnaissance que nous avons contractée envers nos maîtres de la Faculté et dans les hôpitaux, qui nous ont prodigué leurs conseils, et leurs encouragements. C'est pourquoi nous remercions M. LE DOCTEUR FAISANS, médecin de l'Hôtel-Dieu, et M. LE PROFESSEUR AGRÉGÉ WALTHER, chirurgien de la Pitié, qui ont été nos patients et bienveillants initiateurs en médecine et en chirurgie ; M. LE PROFESSEUR KIRMISSON dont nous avons été l'élève assidu à l'hôpital Trousseau, et M. LE DOCTEUR ALEXANDRE RENAULT, dont nous avons été l'externe à l'hôpital Ricord.

M. LE PROFESSEUR AGRÉGÉ SÉBILEAU nous a donné des témoignages tout particuliers de son estime en nous admettant pendant trois années consécutives dans son laboratoire d'anatomie, et en nous donnant une place d'externe à cette consultation de chirurgie de l'hôpital Saint-Antoine, si vivante, si mouvementée. Qu'il veuille bien accepter ici l'expression de notre reconnaissance, ainsi que son assistant M. LE DOCTEUR BREZARD, ancien interne des hôpitaux, dont nous avons pu apprécier pendant un an le savoir, l'obligeance et la bonté.

Nous garderons toujours le souvenir ému de ce que M. LE PROFESSEUR BUDIN, dont nous avons été l'externe à la clinique d'accouchements Tarnier, a fait pour nous dans des circonstances pénibles, et nous le remercions du fond du cœur des marques d'intérêt qu'il n'a cessé de nous prodiguer pendant tout le cours de nos études.

Nous avons également de grandes obligations à M. LE DOCTEUR A. MATHIEU, dont nous avons assidûment suivi les attachantes leçons à l'hôpital Andral, et nous lui renouvelons ici avec nos remerciements l'expression de notre dévouement.

A trois reprises différentes nous avons été l'élève fidèle de M. LE PROFESSEUR AGRÉGÉ CHAUFFARD, en qualité de bénévole, de stagiaire et d'externe à l'hôpital Cochin.

Nous n'oublierons jamais les enseignements si clairs qu'il nous prodiguait tous les jours au lit du malade, les critiques bienveillantes et pourtant si serrées de nos diagnostics incomplets ou hésitants, le charme quasi-familial de ce service si recherché des élèves, et nous nous souviendrons toujours avec gratitude que le meilleur de ce que nous savons en médecine vient de ce maître si distingué.

Nous devons aussi beaucoup à M. LE DOCTEUR J. RENAULT, médecin des hôpitaux, ancien chef de clinique, de M. LE PROFESSEUR GRANCHER, qui a remplacé notre maître M. le docteur Chauffard pendant tout le semestre d'été de 1900. Fidèle à ses préférences médicales, il a insisté dans ses visites journalières et ses leçons sur les finesses de l'auscultation et sur l'étude approfondie des maladies du poumon. Nous le remercions bien vivement des efforts qu'il a faits pour nous transmettre l'enseignement si justement célèbre de son éminent maître, M. LE PROFESSEUR GRANCHER.

Grâce à l'obligeant concours de M. CIVATTE, interne du service de M. LE DOCTEUR BROCQ, nous avons pu écrire l'anatomie pathologique du pigeonneau : nous lui adressons nos sincères remerciements.

M. LE PROFESSEUR DIEULAFOY nous a fait le grand honneur d'accepter la présidence de cette thèse : qu'il veuille bien agréer ici l'expression de notre profonde gratitude.

EXPOSÉ TECHNIQUE

Avant de faire l'étude proprement dite des ulcérations professionnelles des ouvriers qui travaillent les peaux, et en particulier des tanneurs, mégissiers, chamoiseurs, teinturiers, il nous a paru indispensable, pour éclairer l'étiologie et la pathogénie de l'affection qui nous occupe, de présenter un aperçu technique aussi sommaire que possible des opérations propres à chacune de ces spécialités industrielles. Nous commencerons tout d'abord par la tannerie.

Tannerie. — La tannerie est une industrie qui fabrique avec des peaux de chevaux, de vaches et de veaux, des cuirs mous d'une grande souplesse, employés pour la cordonnerie, la sellerie, la carrosserie, etc.

Le travail se divise en deux parties, la première commune à presque toutes les industries qui préparent les peaux et qu'on appelle travail *de rivière*, et la seconde qui est le *tannage* proprement dit.

1° Travail de rivière. — Il comprend tout une série d'opérations dont la première est le *reverdissage*, qui consiste à laver dans l'eau courante et à les y laisser tremper pendant une période qui peut varier de deux à treize jours suivant la qualité des peaux et la température, des dépouilles des animaux qui arrivent à la tannerie fraîches ou en *vert*, comme on dit aussi, ou bien séchées ou salées. Ces deux dernières catégories de peaux exigent un nettoyage spécial, un assouplissement spécial au foulon, et sont travaillées sur un chevalet particulier que nous décrirons tout à l'heure.

On active le *reverdissage* en mettant les peaux dans une dissolution de sulfure de sodium à 3 pour 100 ou une bouillie d'orpin (trisulfure d'arsenic) et de chaux à 1 pour 100, ce qui réduit alors la durée de l'opération à 5 ou 6 jours.

Cette opération se pratiquait autrefois en pleine rivière dans les tanneries parisiennes avoisinant la Bièvre; les ouvriers étaient placés debout dans des tonneaux maintenus sur l'eau, de sorte que leurs bords affleuraient presque le niveau de l'eau, afin de faciliter le travail. L'infection progressive de ce petit cours d'eau a modifié cette partie de l'opération qui se pratique actuellement dans l'intérieur des établissements, et du *travail de rivière* si pittoresque d'autrefois, il ne reste plus que le nom qu'on a conservé à cette première partie du travail de la tannerie, et quelques rares tonneaux encore en place, utilisés par des laveurs de laine.

Le *pelanage* qui vient ensuite a pour but de favoriser l'opération suivante ou *ébourrage* et se pratique dans des cuves en bois de forme cubique ou parallélipipédique. Quand ce sont des cubes, ils ont en général une dimension de deux mètres en tous les sens. On les enfouit généralement dans le sol pour les besoins du travail. Ces cuves appelées *pelains* (quelques auteurs et usiniers disent *plains*, mais nous croyons la première orthographe plus conforme au bon sens) d'où le nom de l'opération, marchent par batteries de trois. Il y a le pelain mort qui contient 60 litres de chaux éteinte environ, le pelain gras qui contient 120 litres et enfin le pelain vif qui en contient 200.

Les peaux séjournent 48 heures dans le premier pelain, autant dans le second, et enfin deux ou trois jours dans le dernier. Dans toutes ces manipulations, les peaux sont manœuvrées avec de longues pinces ou crocs de pelanage, et les ouvriers portent presque toujours des gants de caoutchouc. Néanmoins, soit qu'elle passe par-dessus le crispin de ces gants, soit qu'elle pénètre par des fissures ou trous accidentels du gant, l'eau de chaux atteint souvent les ouvriers aux mains, et occasionne, concurremment avec le frottement du gant sur la peau, des pigeonneaux qui siègent presque toujours sur les faces latérales des doigts au niveau des articulations. Nous avons même trouvé des cicatrices de pigeonneaux au niveau de l'apophyse styloïde du radius et sur le cubitus, dus au même mécanisme. On en a d'ailleurs signalé aux malléoles et aux genoux.

A leur sortie des *pelains*, les peaux sont mises à tremper dans un bassin où on leur fait subir plusieurs lavages, puis on procède à l'opération de l'*ébourrage*, qui consiste à enlever les poils en raclant fortement la peau d'arrière en avant, à l'aide d'un couteau mousse en forme de croissant. Pour cela, la peau est disposée le poil en dessus sur une sorte de chevalet incliné, demi-cylindrique, long de 1 m. 50 environ, dont une extrémité touche le sol et dont l'autre en est éloignée d'un mètre ou plus suivant la taille des individus. L'ouvrier placé derrière cette extrémité élevée du chevalet, tenant à pleines mains le couteau par ses deux manches, racle fortement la peau en poussant son outil devant lui.

Vient ensuite l'*écharnage* des peaux après qu'elles ont subi une trempe de 6 heures environ dans l'eau. Dans cette opération qui est destinée à débarrasser les peaux des chairs qui y adhèrent encore, on se sert aussi du chevalet et d'un couteau concave, mais tranchant cette fois.

Dans certaines usines, l'*écharnage* se fait à la machine; on le fait suivre d'un *décrassage* ou nettoyage des peaux qui se fait aussi au chevalet et au couteau concave.

Après cela, toujours au chevalet, ou bien dans certains établissements sur des tables légèrement inclinées, on *écolle*, on rogne les peaux, c'est-à-dire qu'on retranche les tétines, on déborde les culées, on rogne les bords, on coupe les extrémités des pattes, etc., toutes les parties inutiles enfin qui sont vendues aux fabriques de colle forte.

C'est là une opération délicate qui exige un ouvrier adroit et spécial pour ne retrancher que le strict nécessaire. où l'emploi des gants est presque impossible tout au moins quand le travail est fait sur le chevalet; il devient possible dans ce même travail fait sur des tables. Les ouvriers occupés à cette opération sont très exposés aux ulcérations, et nous avons remarqué que chez ceux-ci les pigeonnaux de la pulpe des doigts sont extrêmement fréquents, ce qui d'ailleurs a déjà été signalé par tous les auteurs qui se sont occupés de la question ; ces pigeonneaux de la pulpe sont plus spéciaux au travail du chevalet, et on le comprendra aisément quand on saura que l'ouvrier est obligé de saisir la peau par ses bords minces, de la tenir solidement du bout des doigts, parce qu'elle est mouillée et glissante, et que d'autre part pour chacune des opérations précédentes, il est obligé de la manier, ainsi qu'on vient de le dire, à 12 ou 14 reprises différentes pour la travailler également en tous sens.

On *queurse* ensuite les peaux avec une autre sorte de couteau concave appelé queurse qui égalise et adoucit le grain.

Puis, pour débarrasser les peaux de la chaux qui les imprègne encore, on les soumet pendant 3/4 d'heure ou une heure au *foulonnage*, dans un foulon ou tambour creux, qui tourne sur un axe horizontal creux dans lequel circule de l'eau claire qui vient tomber sur les peaux pour les rincer, et qui s'écoule ensuite de l'appareil. Ce tambour est muni à l'intérieur d'une sorte de chicane formée de deux pièces de bois disposées en croix, pourvues de chevilles, et sur lesquelles les peaux viennent buter pendant la rotation de l'appareil. Cette disposition a pour but de faciliter le battage et le rinçage des peaux. Cependant, quelque bien faite que soit cette opération, la chaux reste toujours plus ou moins à l'état de chaux caustique dans le cuir, c'est là un grave inconvénient qui nuit au travail ultérieur de la peau. Aussi a-t-on cherché à remplacer l'épilage à la chaux par l'épilage à la soude caustique, à l'aluminate de soude, au sulfure de sodium, au sulfhydrate de chaux, au sulfoarsénite de chaux (mélange de chaux et d'orpiment) employé seulement dans la mégisserie. Il paraîtrait que ces nouveaux procédés exigent plus tard des apprêts plus forts pour les peaux destinées à la teinture.

2° TANNAGE PROPREMENT DIT. — Il ne comprend qu'une seule opération capitale, mais graduelle et prolongée qui consiste à soumettre les peaux à l'action de jus de plus en plus riches en tannin, soit dans des cuves munies de coudreuses, sortes de moulins destinés à agiter les peaux et les jus, soit dans des fosses contenant outre ces jus, des couches de tannin solide interposées entre les peaux. Les peaux sont enfin séchées et balayées, et avant d'être livrées à la confection passent dans les ateliers de corroierie où on leur donne le corps et la souplesse nécessaire.

Méthodes rapides. — Pour gagner du temps, on se sert actuellement de méthodes rapides et on tanne au fer, au chrome, à l'alumine. Ces procédés sont moins chers, plus expéditifs, que les anciens procédés au tannin, mais ils ne les valent pas, et les cuirs qu'ils donnent doivent être mordancés ultérieurement avec des mordants beaucoup plus forts.

Mégisserie. — La mégisserie est une industrie qui fabrique les peaux destinées à la ganterie et à la chaussure fine, avec des peaux de chevreaux, d'agneaux, de moutons et de veaux.

La nécessité de conserver à la laine toute sa valeur commerciale pour la livrer ensuite aux différentes industries qui utilisent cette matière première, la destination spéciale de ce genre de cuirs réclament des procédés différents de ceux que nous avons décrits et placent les ouvriers dans des conditions hygiéniques spéciales.

On procède d'abord au *reverdissage*, comme en tannerie, puis à l'*ébourrage*, dont le premier temps est l'*enchaussènement* qui a pour but de permettre d'enlever la laine facilement tout en la respectant.

Pour ce faire, on enduit la peau du côté chair avec une bouilie de chaux et de sulfure d'arsenic (orpin) ou de chaux et de sulfure de sodium; puis on les *met en retraite*, c'est-à-dire qu'on les plie en deux chair contre chair, et on forme des piles qu'on laisse ainsi 6 heures à 12 heures, suivant la température et la qualité des peaux. On leur donne ensuite un bon rinçage à l'eau dans des *coudreuses*, on délaine ou on ébourre au chevalet et on jette après les peaux dans un bassin rempli d'eau pure où on les laisse séjourner pendant 24 heures.

Lorsque les peaux sont garnies de surpoils, on les met au *pelain* pendant 2 ou 3 jours, puis après un nouveau rinçage à la coudreuse, on procède à l'*écharnage* et au *débordage* ou au *rognage* comme pour la tannerie. C'est à ce moment qu'en fend les peaux de moutons, qu'on les dédouble au moyen de la machine à scier les peaux. On en exprime ensuite l'eau de chaux d'imbibition par le *foulage* qui se pratiquait autrefois avec des pilons et qu'on effectue maintenant dans le turbulent, sorte de réservoir ou caisse cubique munie d'une porte fermant hermétiquement, pour permettre l'introduction des peaux, et montée sur un axe de rotation creux et à circulation d'eau, qui passe par deux angles opposés du cube dont toutes les faces sont ainsi inclinées les unes sur les autres, en sorte qu'à chaque mouvement de rotation elles se renvoient mutuellement les peaux qui sont ainsi secouées, battues.

Les peaux sont ensuite passées au *confit* dans un bain formé d'excréments de chien délayés dans l'eau, vieille pratique que l'on ne retrouve que dans un certain nombre d'usines, ou dans un bain de son qu'on a laissé fermenter. Cette opération a pour but d'assouplir la peau et d'en enlever la graisse.

Ensuite, vient l'*habillage* qui consiste à fouler aux pieds les peaux ou à les malaxer dans le turbulent, avec une pâte formée d'alun, de farine, de jaunes d'œufs et de sel marin.

Après cela, les peaux sont pliées en deux puis séchées ; après quoi on les mouille, on les laisse ensuite empilées toutes mouillées dans un tonneau, où on les maintient pressées par des poids pendant 2 ou trois jours, puis on les ouvre à la machine ou au *palisson*, sorte de large fer convexe monté sur un pied solide, et sur lequel on assouplit les peaux en les étirant à l'aide du genou et des mains.

On procède enfin à la dernière opération, le *dolage* ou *meulage* qui s'effectue sur des meules en bois garnies d'émeri, dont la rotation rapide détache des peaux qu'on appuie sur elles, la poussière, le duvet, les nivelle et les polit.

Chamoiserie. — Nous ne dirons qu'un mot de la chamoiserie dont la caractéristique est le traitement des peaux par l'huile, ce qui les rend souples et molles comme de l'étoffe. Elle fournit les peaux dites de chamois pour l'habillement, le nettoyage des voitures, de l'argenterie, des métaux polis, etc.

On traite les peaux comme dans la mégisserie jusqu'à la *mise au confit* qui est aussi la même; puis ensuite, à l'aide du *tordage*, on les débarrasse de l'eau qui les imbibe. On passe à la *mise en huile* qui consiste à étendre d'abord de l'huile de foie de morue, puis de l'huile de baleine sur les peaux, à plier celles-ci en quatre et à frapper dessus avec des *maillets* ; à l'*aération* qui s'obtient en laissant les peaux suspendues en plein air pendant quelque temps ; au *dégraissage* qui a pour but de chasser l'huile introduite et qui comprend deux temps : la pression ou extraction mécanique à l'aide d'une presse, et le lessivage ou extraction chimique. On finit comme dans la mégisserie par l'*étendage* ou *séchage*, le *palissonnage* et enfin par le *parage* qui consiste à passer la peau sur une bille de bois maintenue entre deux montants verticaux.

Teinture des peaux mégies. — Au sortir du *dolage* ou meulage, les peaux sont ramollies dans l'eau par un foulage au turbulent que l'on prolonge jusqu'à ce que l'eau sorte claire, puis on les *met au vent :* opération qui a pour but de briser le nerf de la peau, de ratisser les parties les plus épaisses, enfin de les préparer à recevoir la teinture.

Les peaux se teignent de deux manières fort différentes : *à la brosse* ou procédé anglais, et au *plongé* ou procédé français. Nous ne décrirons que le premier, dont se servaient les ouvrières qu'a observées M. le docteur Brocq, d'après ce que nous avons vu nous-même dans les usines que nous avons visitées.

Les ouvrières sont placées devant des tables carrées munies de rebords hauts de 6 à 7 centimètres, garnies de zinc, formant ainsi une sorte de cuve large et plate. La surface bombée de la table permet l'écoulement des liquides dont on fait usage, et facilite l'adhérence des peaux à la table, sans laquelle la couleur glisserait entre la peau et la table, et créerait ainsi des taches ou fausses teintes.

A leur gauche, sur une planche à hauteur de ceinture à peu près, sont disposées en long trois terrines dont la première contient un liquide jaunâtre, c'est l'*apprêt* ou *mordant* ; la deuxième un liquide rouge qu'on appelle la *couleur*, enfin la troisième un liquide de coloration noire qu'on appelle le *tourné* ou la *tournée*. Les outils dont elles se servent sont une sébile, une sorte de raclette appelée *étire* ou *massette* et enfin une brosse.

Les peaux ayant été préparées comme nous l'avons dit plus haut sont placées une à une sur la table, la fleur en dessus, puis bien étalées. De la main gauche, l'ouvrière puise avec sa sébile le mordant dans la première terrine, elle le jette sur la peau et l'étend rapidement à l'aide d'un brossage énergique exécuté de la main droite. Pendant ce temps, la main gauche tend la peau. Elle répète cette opération un certain nombre de fois, deux ou trois, suivant les établisssements, puis elle exécute une sorte de massage en raclant la peau avec la *massette* qu'elle tient à deux mains. Elle puise ensuite la *couleur* dans la deuxième terrine, la jette sur la peau et l'y étend par un brossage très régulier qu'elle renouvelle un nombre variable de fois, après quoi elle racle encore la peau avec la *massette* et répand enfin sur cette peau le liquide de la troisième terrine, le *tourné* ou la *tournée* en l'étalant bien régulièrement à la brosse.

Très souvent, *l'apprêt* est une solution de bichromate de potasse au 1/10 additionnée de 2 °/₀ d'alcali volatil, lequel a remplacé l'urine dont on se servait presque exclusivement autrefois. La *couleur* est une décoction de bois de campêche (campêche, 100; bois jaune, 5; noix de galle, 5; ammoniaque, 2) qui colore la peau en rouge violet, enfin le *tourné* dont voici le dosage :

Acétate de fer.......	8 »
Crème de tartre.....	1.500
Alun	0.500
Chlorure de cuivre..	1.500
Sucre..............	0.500
Eau...............	100 »

fait virer la teinte de la peau au noir.

Avec le même campêche que précédemment, on se sert encore d'un des deux mordants suivants :

1°	Sulfate de fer.......	37.200
	— de cuivre....	27.900
	Bioxalate de potasse.	31 »
	Tartre............	2 »
	Chlorure de cuivre..	1.900
	Eau...............	1000

ou bien :

2°	Sulfate de fer.......	40 »
	— de cuivre....	40 »
	Tartre............	3 »
	Alun..............	1 »
	Acide oxalique.....	3 »
	Eau...............	1000 »

Tous les noirs ci-dessus donnent le noir bleu ; on lave ensuite soigneusement à l'eau claire et froide, puis on laisse essorer et à l'aide de la brosse, de la même manière qu'on a passé le colorant, on passe un apprêt composé de :

Eau..............	10 litres
Borax............	500 gr.
Gomme laque.....	756 gr.
Nigrosine........	750 gr.

qui a pour but de donner au noir plus de ton et de solidité.

A côté des substances que nous avons dites, les mordants peuvent contenir aussi parfois du carbonate de potasse, de l'acide chromique, de l'acide picrique, de la potasse d'Amérique, de la potasse perlasse, etc. Les formules varient à l'infini, le principe restant toujours le même ; chaque établissement et chaque patron en fait un véritable secret.

Nous croyons cependant qu'en matière d'industrie il n'y a pas de secret absolu, d'autant mieux qu'au bout de quelques années il s'établit une sorte de roulement entre les ouvriers de toutes les usines, et que les plus intelligents ou les plus curieux apportent chez leurs nouveaux patrons les procédés plus ou moins bien copiés par eux chez ceux qu'ils ont quittés.

Ce que nous disons là n'est pas une pure hypothèse, le fait nous a été raconté justement par le directeur d'un des plus grands établissements que nous ayons visités.

HISTORIQUE

L'ulcération d'aspect si particulier que nous allons étudier est connue depuis fort longtemps par les tanneurs, les mégissiers, les teinturiers en peaux sous les noms baroques et variables suivant les régions, de rossignol, de tourtereau, de perdreau, de pigeonneau, etc.

Le premier médecin qui, à notre connaissance, se soit occupé de la question est *Armieux* (1) dont le travail a paru analysé dans le compte rendu des travaux de la Société Impériale de médecine, chirurgie et pharmacie de Toulouse en 1853, analyse reproduite textuellement dans la *Gazette des hôpitaux de Paris*, 1853, page 420.

« Les mégissiers d'Annonay, selon M. Armieux, et sans doute les mégissiers de tous les pays sont sujets à des maladies des doigts qui ne sont point décrites dans les auteurs.

« La première consiste en une ecchymose qui envahit la partie interne des doigts, là où l'épiderme est très mince. Cette ecchymose, qui a un aspect noirâtre, dure

(1) Armieux. — *Loc. cit.*

ainsi plusieurs mois, sans être bien pénible, plus souvent la peau s'ulcère, et alors l'ouvrier éprouve des souffrances atroces par le contact des surfaces saignantes avec la chaux dont il est impossible de se passer pour préparer les peaux. Quelques jours de repos et l'application d'un corps gras suffisent ordinairement pour guérir cette maladie ; mais elle récidive souvent quand l'ouvrier s'expose de nouveau à la cause qui l'a produite, le contact permanent avec l'eau de chaux. Les mégissiers appellent ce mal *choléra des doigts*. »

La seconde maladie est nommée par eux *rossignol*, parce qu'elle est encore plus douloureuse et qu'elle leur fait jeter des cris de douleur. Elle consiste en un petit trou qui se forme à l'extrémité de la pulpe des doigts ; ce trou qui paraît être capillaire, est dû à l'amincissement de la peau corrodée par la chaux. Il y a exsudation de gouttelettes de sang, communication de l'air avec les papilles nerveuses et douleurs atroces.

Les ouvriers continuent leur métier malgré cela et n'en éprouvent pas de conséquences fâcheuses. Le mal disparaît sans médication aucune par la simple suspension du travail. « Si les ouvriers, dit en terminant M. Armieux, voulaient s'astreindre à porter des gants huilés, il est probable qu'ils s'affranchiraient de ces désagréables accidents. Je l'ai conseillé, on m'a répondu invariablement : « ce n'est pas l'habitude », tant il est vrai que la routine est le plus terrible et le plus incurable de tous les maux. »

Tardieu (1) n'a fait que reprendre les descriptions d'Armieux.

Beaugrand (2) n'a pas ajouté grand'chose à la question.

A notre avis, il a commis en plus quelques petites erreurs au point de vue de l'étiologie, et de l'évolution. Voici d'ailleurs ce qu'il en dit : « Il ne faut pas confondre avec le panaris une affection particulière des doigts analogue à la grenouille des débardeurs et qui a été bien décrite pour la première fois par M. Armieux sous le nom de rossignol. Cette affection est désignée à Paris sous le nom de pigeon ou de pigeonneau ; elle atteint spécialement les ouvriers occupés au travail de rivière, et parait résulter de l'action de la chaux. On l'observe sur les différentes parties des doigts, mais surtout à la pulpe de la dernière phalange. Tous les ouvriers n'en sont pas affectés ; chez quelques-uns, le pigeon se montre seulement pendant les premiers temps ; chez d'autres, la disposition persiste indéfiniment ; d'autres enfin jouissent d'une complète immunité. L'affection qui nous occupe se montre sous la forme d'un petit pertuis que l'on croirait percé avec un poinçon ; les bords sont blanchâtres, comme l'est l'épiderme macéré, et ce cercle blanc est lui-même entouré d'une auréole, d'un rouge plus ou moins foncé, le tout n'excédant pas le diamètre d'une lentille. La petite ouverture est d'abord saignante, plus ou moins douloureuse suivant les individus, mais

(1) Tardieu. — *Loc. cit.*
(2) Beaugrand. — *Loc. cit.*

elle ne tarde pas à se remplir d'une matière plastique qui se coagule, ferme le trou et favorise l'oblitération. Le plus habituellement cette affection n'entrave pas les occupations ; comme me le disait un ouvrier, cela vient et se passe en travaillant. On a recours pour tout traitement à des lotions de jus de tan ou à des applications de goudron.

« Quant à ce que M. Armieux, a nommé choléra des doigts, ce sont des ecchymoses situées sous l'épiderme très mince qui recouvre les faces latérales des doigts. Excoriées, elles sont extrêmement douloureuses. »

Bazin (1) avait eu certainement l'occasion de voir ces ulcérations, voici ce qu'il en dit après avoir cité la description de Tardieu : « J'ai eu plusieurs fois l'occasion de vérifier l'exactitude de la description précédente, empruntée au *Dictionnaire d'hygiène* de M. Tardieu. Je n'ai pas rencontré un seul mégissier qui ne connût, et le plus souvent par expérience personnelle, l'affection dite *rossignol ;* mais ces artisans lui donnent plus généralement le nom de *pigeonneau ;* elle consiste en une petite ulcération superficielle et arrondie de la pulpe du doigt, ulcération dont la durée excède rarement deux à cinq jours, malgré la continuité du travail ; cette disparition rapide s'explique par les précautions instinctives dont le malade doit entourer une lésion aussi douloureuse ; sa cause est bien évidemment l'action de la chaux qui imprègne les ongles et les doigts, sur lesquels elle

(1) Bazin. — *Loc. cit.*

forme un enduit épais, blanchâtre, très difficile à enlever. »

Max. Vernois (1) dans un travail sur la main des ouvriers, des artisans, au point de vue de l'hygiène et de la médecine légale, qu'il a reproduit à peu près textuellement dans son étude sur les maladies professionnelles, parle de gerçures à la peau et d'irritations particulières connues sous le nom de rossignol, de pigeon ; il les attribue à l'action incessante de la chaux et de l'orpiment sur les doigts ; il en donne une figure (Pl. 2, fig. 3) dans laquelle le pigeonneau occupe un de ses sièges de prédilection, la face dorsale de l'articulation de la 2e avec la 3e phalange du médius de la main gauche. Il signale aussi l'existence du pigeonneau chez les corroyeurs.

Layet (2) qui s'est beaucoup occupé de la question, décrit chez les ouvriers qui travaillent les peaux une *dermatite* papillaire « qui se présente ici : 1° sous la forme simplement vésiculeuse, comme celle que l'on rencontre communément chez tous les ouvriers qui travaillent les mains dans l'eau (blanchisseurs, teinturiers, etc.) ou 2° sous une forme ulcérative. Dans ce cas, les papilles mises à nu dans un point très circonscrit, ulcérées dans leur partie superficielle, apparaissent au milieu de l'épiderme macéré et blanchâtre comme un point rouge vif, gros comme une tête d'épingle ou une lentille, entouré de couches concentriques de desquamation épidermique ;

(1) Vernois. — *Traité d'hygiène pratique et administrative.*

(2) Hygiène des industries et des professions. *Dict. Dechambre*, art. peaux.

sous cet aspect, on dirait un *œil d'oiseau*, d'où les noms de *rossignol*, de *pigeon* ou *pigeonneau*, de *perdrigal* ou *perdreau*, de *pierrot*, etc., par lesquels suivant les localités, les ouvriers la désignent habituellement.

« Cette *dermatite des tanneurs* est due au travail des pelains. Elle atteint plus spécialement les ouvriers dont l'épiderme, ramolli par le travail de rivière, est soumis à l'action de la chaux. L'affection est généralement peu grave, et n'empêche pas l'ouvrier de continuer son travail, mais elle est parfois très douloureuse et fort gênante. Située le plus souvent à l'extrémité des doigts, sur leur face latérale ou au pourtour de l'ongle, elle peut se changer en excoriations plus ou moins irrégulières, avec rougeur et ecchymoses superficielles étendues. C'est cette nouvelle forme, assez rare d'ailleurs, qu'Armieux a désignée sous le nom singulier de *choléra des doigts*.

« Généralement le petit *œil* ou *pertuis* ne tarde pas à se remplir d'une matière plastique qui se coagule, l'oblitère et donne lieu à une cicatrice indélébile ayant l'aspect d'une arête blanchâtre ou d'une dépression analogue à un coup d'ongle. La guérison est la règle quand l'ouvrier suspend son travail, ce qu'il est obligé quelquefois de faire, en présence du gonflement et de l'inflammation du doigt ; mais le remède se trouve ici à côté même du mal, il consiste à avoir recours dès le début à des lotions de jus de tan. »

Après avoir décrit la variété particulière de gerçures que les tanneurs appellent *éclat*, l'auteur fait remarquer que « chez les mégissiers, la plupart de ces lésions peuvent revêtir un caractère de gravité spéciale, lorsqu'ils font usage pour l'ébourrage des peaux d'une pâte composée de chaux et d'orpiment (sulfure d'arsenic). Dans ce cas, on se trouve en présence de véritables pustulations et ulcérations arsenicales, causées par la transformation du sulfure d'arsenic, par son contact avec la chaux, en sulfure de calcium et en acide arsénieux, et par la proportion considérable de cet acide toxique dont les peaux se trouvent couvertes après l'action de la pâte épilatoire, au moment où les ouvriers détachent les toisons et procèdent au lavage. »

Poinçaré, dans son traité d'hygiène industrielle, Proust, dans son traité d'hygiène, signalent ces ulcérations chez les tanneurs et les mégissiers.

Pécholier et Saint-Pierre (1), dans leur étude sur l'hygiène des ouvriers peaussiers du département de l'Hérault, ont serré la question de plus près que les auteurs précédents. Voici ce qu'ils disent du pigeonneau : « Dans le travail des pelains, les doigts imprégnés d'eau de chaux frottent énergiquement contre les peaux. Sous la double influence du frottement et du caustique. l'épiderme des faces palmaires et latérales des doigts, surtout celui de la 3e phalange, subit un amincissement notable. Il devient lisse et très blanc. Que l'action se prolonge, les papilles du derme sont mises à nu dans des points très circonscrits et peuvent même être ulcérées dans leurs couches les plus superficielles ; autour de ce point rouge vif, gros comme une tête d'épingle, apparaît un petit

(1) Pécholier et Saint-Pierre. — *Loc. cit.*

cercle blanchâtre, d'un diamètre double ou triple, qui est le rebord de l'épiderme déjà détaché du derme. Un troisième cercle plus étendu et dont les limites varient suivant l'intensité du mal se présente avec une rougeur diffuse, indice d'une légère inflammation. Ces excoriations sont excessivement douloureuses ; elles siègent sur la face latérale des doigts autour de l'ongle et surtout sur la face palmaire de la 3e phalange. Cet accident qu'on a eu le tort de considérer comme spécial aux tanneurs et que nous avons rencontré dans d'autres professions, et en particulier chez les plâtriers ou les maçons de nos pays, a été signalé mais incomplètement décrit par M. Armieux sous le nom de *rossignol*, et par M. Beaugrand sous celui de *pigeon* ou *pigeonneau*. Nos ouvriers l'appellent, en patois languedocien, *perdigal*, dont ils ont fait en français *perdreau*.

Lorsque le perdreau ou pigeonneau siège à la face latérale des doigts, comme l'épiderme est plus mince en cet endroit, l'ulcération est quelquefois plus étendue et plus irrégulière; elle s'accompagne d'une petite ecchymose. Sous cette nouvelle forme, c'est toujours la même lésion, et nous ne voyons pas la nécessité de lui donner, comme l'a fait M. Armieux, un nom particulier.

Les *pigeonneaux* n'atteignent pas nécessairement tous les ouvriers, ils sévissent de préférence sur les apprentis. Un bon nombre de sujets n'acquièrent jamais d'immunité à cet égard et en voient paraître plusieurs chaque fois qu'ils vont au travail de la chaux.

L'accident dont nous parlons ne reste pas toujours à ce degré de simplicité. Chez les ouvriers non habitués et chez ceux qui négligent de prendre pour se guérir les précautions que nous signalerons plus loin, surviennent parfois une rougeur et une enflure de tout un doigt qui redoublent la douleur. Plus rarement un véritable panaris a pu se produire.

Lorsqu'au contraire le pigeonneau se guérit, une exsudation de lymphe plastique vient fermer son orifice. Si les couches superficielles du derme ont été atteintes, une cicatrice indélébile s'organise. Nous l'avons retrouvée chez des individus qui ne travaillaient plus depuis vingt ans. Comme cette cicatrice peut avoir son importance médico-légale, nous allons la décrire telle qu'elle nous est apparue à l'examen à la loupe.

C'est tantôt une très mince arête blanchâtre de deux ou trois millimètres de longueur, tantôt une dépression analogue à un trait d'ongle, on pourrait la confondre avec les petites lignes de la main si elle n'avait pas des dimensions en longueur plus petites, et si elle n'était pas dirigée souvent dans un sens non parallèle à celui des lignes du même point.

Quoique fort douloureux, le pigeonneau ne présente aucune gravité. Il guérit spontanément par la suspension de travail. Mais les ouvriers obligés à continuer leurs occupations ont trouvé un remède bien simple, celui de plonger quelque temps la main dans les cuves à tannin après les avoir au préalable lavées avec soin dans l'eau pure. Une guérison plus rapide paraît résulter de l'exposition de la main à la fumée dégagée par un feu de paille mouillée.

Il ne faut pas confondre le *pigeonneau* avec un autre

accident auquel les mains sont exposées et que les tanneurs nomment *éclats*. L'éclat est une gerçure ou crevasse due à l'exposition à l'air de la main mouillée dont l'épiderme est gonflé et ramolli par la prolongation du travail de rivière. Fréquent chez beaucoup de sujets qui se livrent à des métiers manuels, l'éclat emprunte aux conditions dans lesquelles opèrent les tanneurs une intensité toute particulière. Le contact fréquent du tannin ayant pour effet de durcir et d'épaissir l'épiderme, la gerçure se trouve ainsi située profondément et bordée par les arêtes saillantes de la portion d'épiderme qui a éclaté Il en résulte une douleur plus vive par le contact de ces arêtes sur le fond de la plaie, et une irritation continuelle qui retarde la cicatrisation.

L'éclat est fréquent pendant l'hiver. Sa gravité est nulle. Les ouvriers s'en préservent jusqu'à un certain point en s'essuyant soigneusement les mains dans les intervalles du travail. Ils atténuent leurs souffrances et hâtent même la guérison en enduisant leurs mains d'un corps gras. »

MM. Brocq et Laubry (1), dans un mémoire récent auquel nous avons fait de larges emprunts, ont décrit pour la première fois le pigeonneau des teinturières que personne à notre connaissance n'avait étudié avant eux. Nous avons eu la bonne fortune de retrouver quelques-unes de leurs malades, d'en voir de nouvelles et d'étudier concurremment avec cette lésion, le pigeonneau des tan-

(1) Brocq et Laubry. — *Loc. cit.*

neurs et mégissiers, dans les observations suivantes, dont douze nous sont personnelles.

M. LE DOCTEUR ARTHUR HALL (1), médecin de l'hôpital royal de Sheffield, professeur de pathologie à University College Sheffield, dans un cas très intéressant présenté à la Société médico-chirurgicale de cette ville en avril dernier et publié en juin dans le *British Journal of Dermatology* a montré l'existence d'ulcérations professionnelles multiples des mains, en un mot de véritables pigeonneaux ainsi qu'il le reconnaît lui-même, chez un ouvrier brunisseur d'objets en orfèvrerie de ruolz.

Enfin nous avons pu tout récemment recueillir à la consultation de l'hôpital Broca-Pascal, dans le service de M. le docteur Brocq, l'observation d'une blanchisseuse chez laquelle, à la suite de lésions de grattage consécutives à un eczéma professionnel des mains, un pigeonneau s'était développé sur la face interne de l'annulaire droit.

Si l'on se rappelle que Pécholier et Saint-Pierre (2) ont signalé l'existence du pigeonneau chez d'autres ouvriers que les mégissiers ou les tanneurs, et en particulier chez les plâtriers ou les maçons, on jugera sans doute que nous avons fait œuvre utile en citant les deux cas précités, heureux si en élargissant le débat nous avons pu appeler l'attention des médecins et des hygiénistes sur des lésions quelquefois graves et rendre ainsi service à tant de catégories intéressantes de travailleurs.

(1) HALL ARTHUR. — *Loc. cit.*
(2) PÉCHOLIER et SAINT-PIERRE. — *Loc. cit.*

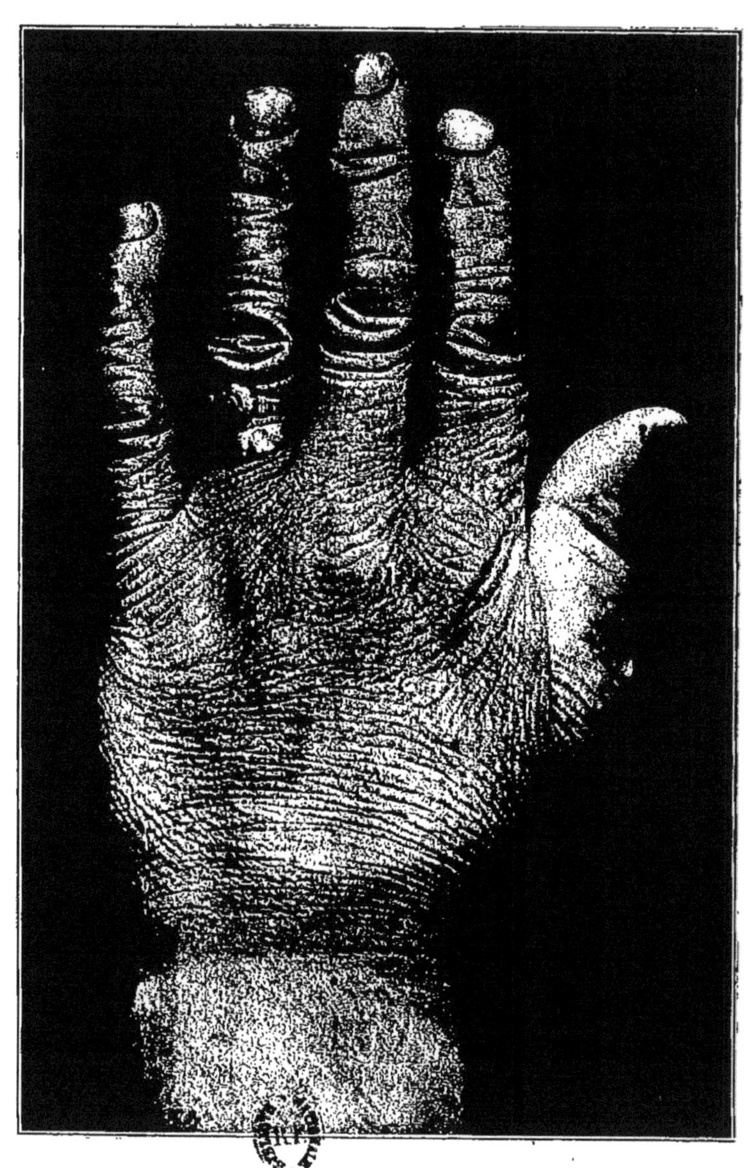

Fig. 1

OBSERVATIONS

Observation I (recueillie par M. Richou, externe du Service).

Mme D..., âgée de 41 ans, teinturière en peaux, entre le 30 janvier 1901, salle E. Vidal de l'hôpital Broca, pour des ulcérations de la main gauche qui l'empêchent de continuer son travail.

Aucun antécédent héréditaire ni personnel de quelque importance.

Elle travaille dans la teinturerie des peaux depuis trois ans sans autres inconvénients qu'une sensation de fatigue assez accentuée.

L'ulcération principale pour laquelle elle s'est décidée à entrer à l'hôpital est située sur la face dorsale de la première phalange du pouce de la main gauche (Fig. 1). Elle a débuté, il y a trois semaines environ, par une petite plaie de la dimension d'une tête d'épingle ; le pourtour en était un peu rouge et œdématié ; la malade éprouvait des élancements dans le pouce, et les ganglions axillaires étaient un peu douloureux. La plaie était recouverte d'une croûte noirâtre, mais elle était le siège de démangeaisons tellement vives que la malade en se grattant arrachait ces croûtes. Elle continua à travailler en mettant un doigtier de cuir pour protéger le mal, le soir elle appliquait un cataplasme.

Mais sous l'influence des liquides irritants qu'elle maniait et dont le doigtier ne la protégeait que fort imparfaitement, l'ulcération a continué peu à peu à creuser, et elle est enfin devenue tellement profonde et douloureuse que la malade a été obligée de cesser tout travail.

Lors de son entrée, elle présente à la partie supérieure de la face dorsale de la première phalange du pouce, tout près de l'articulation métacarpo-phalangienne, un peu en dedans, une ulcération cratériforme, à forme légèrement ovalaire, à grand axe dirigé dans le sens de la phalange ; son extrémité inférieure est un peu plus rétrécie que l'extrémité supérieure ; elle est donc en réalité de forme ovoïde. Son grand axe oblique de haut en bas et de dehors en dedans, mesure 1 cm. environ, son petit axe mesure de 7 à 8 $^{m}/_{m}$.

Les bords de cette plaie sont réguliers, linéaires, comme taillés à l'emporte-pièce. L'ulcération a des parois parfaitement à pic d'environ 3 à 4 millimètres de hauteur. Le fond est sanieux, recouvert de pus, et quand on enlève ce pus avec un tampon d'ouate, on voit que ce fond est constitué par du tissu rouge, enflammé, présentant d'assez grandes inégalités : c'est ainsi que l'ulcération est un peu plus profonde vers la partie antérieure.

Tout autour de la plaie, les tissus sont rouges, tuméfiés, un peu surélevés au dessus du niveau des téguments sains, dans une étendue de près de un centimètre. Cette rougeur périphérique est d'ailleurs mal délimitée : elle se fond peu à peu avec la teinte normale des téguments, et elle présente son maximum d'intensité au bord même de l'ulcération.

Elle disparait en partie par la pression. Le toucher et la palpation profonde permettent de sentir que les tissus périphériques sont très infiltrés et qu'ils donnent une sensation nette d'adhérence aux parties profondes.

La malade présente en outre une lésion presque analogue, mais beaucoup moins prononcée, au début, au niveau de la face dorsale de l'articulation de la deuxième et de la troisième phalange du petit doigt de la main gauche, et une profonde crevasse, début probable d'une troisième ulcération analogue à la face dorsale de l'articulation de la 2e et de la 3e phalange du médius.

Cette femme accuse des sensations de picotement et de démangeaisons au niveau des parties atteintes. Les mouvements de flexion et d'extension du pouce sont un peu gênés.

Il n'y a pas de traînées lymphangitiques sur l'avant-bras ; le ganglion épitrochléen est indemne ; les ganglions axillaires sont à peine douloureux.

L'examen complet des viscères de la malade n'a révélé rien de bien important. Il convient de signaler toutefois l'existence d'une perforation du voile du palais, ovalaire, de 1 cm. environ dans son grand diamètre, située au niveau du pilier postérieur gauche. Il est donc probable que cette femme est une ancienne syphilitique, malgré l'absence de tout autre commémoratif.

Observation II

(Recueillie par M. Laubry, interne du service.)

Augustine R..., 61 ans, teinturière en peaux, entre le 4 février 1901, salle Vidal, lit n° 16, pour des lésions syphilitiques tertiaires des membres inférieurs.

Mais à l'examen de la malade, l'attention est attirée sur un groupe de lésions d'ordre différent siégeant à la face dorsale des doigts, et particulièrement, des dernières phalanges de la main gauche. Ces lésions consistent en de petites ulcérations, les unes en voie de cicatrisation, les autres complètement cicatrisées.

Parmi les premières, la plus remarquable et la plus typique siège à la face dorsale de la deuxième phalange de l'annulaire, un peu au-dessus de l'articulation de la phalangine avec la phalangette. Les bords en sont réguliers ; ils forment un bourrelet saillant d'au moins 4 millimètres de large, de couleur actuellement blanchâtre ; autrefois, d'après les dires de la malade, il était rosé au voisinage de l'ulcération ; sa consistance est dure et calleuse, il adhère aux plans profonds et fait presque corps avec l'os. Il est limité par deux ovales concentriques, l'un externe, marqué par une légère squame annulaire, l'autre interne limitant l'ulcération. Celle-ci est comme taillée à l'emporte-pièce, elle a les dimensions d'une petite lentille à grand axe dirigé en dedans et en haut mesurant 6 millimètres, à petit axe mesurant 3 millimètres. Elle devait être creusée à pic, actuellement elle semble comblée par une croûte noirâtre et dure, très adhérente, enchâssée dans les bords qui font encore sur elle une saillie de 1/2 à 1 millimètre. En pleine activité l'affection fut très douloureuse, donnant lieu à des brûlures et à des élancements. Actuellement elle n'est plus le siège d'aucune douleur, et au niveau des ulcérations la sensibilité objective dans ses différents modes n'est pas altérée.

Sur la face dorsale du médius, au niveau du pli de flexion de l'articulation de la phalangine et de la phalangette, siège une autre ulcération plus petite, ayant les dimensions d'une tête d'épingle, comblée elle aussi par une croûtelle noirâtre, mais laissant sourdre encore quelques gouttelettes de sérosité citrine, et circonscrite par deux bourrelets en arc de cercle ayant le pli de flexion comme axe.

Enfin les ongles de cette main droite, de même que les ongles de la main gauche (index, médius et annulaire), présentent au niveau de leur matrice une perte de substance avec cicatrices résultant d'ulcérations analogues arrêtées dans leur développement en profondeur par des pansements précoces et appropriés.

Ces lésions des mains s'accompagnent de raideurs des jointures des doigts, d'attitudes vicieuses semblables à celles du rhumatisme noueux, ce qui semble moins résulter de l'affection elle même que du travail manuel auquel est soumise la malade et que traduit l'épaississement de l'épiderme sur les mains et les avant-bras, avec exagération des plis de la peau.

Ce travail consiste essentiellement à étendre la teinture sur les peaux fraîchement tannées et maintenues de la main gauche à l'aide d'une « manette » tenue de la main droite, et cela sans que d'habitude la face dorsale des phalanges touche à la peau. Celle-ci est enduite successivement d'un liquide, mélange probable d'acide chromique, de potasse et d'ammoniaque et qui sert de mordant ; d'une teinture de bois de campêche qui la colore en rouge et de sulfate de fer qui la fait virer au noir. Les ouvrières ne se servent jamais de chaux, et attribuent les ulcérations dont elles souffrent à l'action caustique de la teinture dont leurs brosses sont imprégnées.

Ces lésions guérissent facilement et spontanément dès que les contacts irritants ont cessé. La malade chez qui elles récidivaient avec ténacité les voit rétrocéder depuis que l'affection des membres inférieurs l'oblige à garder le repos.

Cette dernière semble avoir débuté il y a deux ans et s'être manifestée par des poussées éruptives douloureuses, accompagnées d'œdème malléolaire, poussées aiguës et passagères, laissant à leur suite des lésions permanentes qu'elle n'aurait jamais soignées si un nouvel accident développé à la cuisse gauche ne l'avait fait entrer dans notre service à l'hôpital Broca. On constate alors :

Une gomme volumineuse de la face antérieure de la cuisse gauche, à centre pseudo-fluctuant, douloureux, avec tuméfaction du voisinage.

Des syphilides tertiaires, les unes serpigineuses, formant des traînées à bords irrégulièrement découpés ou s'étalant par places en nappes confluentes, les autres affectant une disposition nettement circinée : elles recouvrent la presque totalité du membre inférieur droit ; elles sont plus discrètes à gauche.

Des syphilides végétantes d'aspect crevassé, de consistance dure et cornée, siégeant symétriquement aux deux faces antéro-internes des jambes.

Enfin des syphilides cornées discrètes de la face plantaire, au voisinage du talon. A signaler comme particularité intéressante la déformation du gros orteil (onychogryphose.)

Les antécédents héréditaires de la malade n'offrent rien de remarquable.

Dans ses antécédents personnels on note l'absence d'antécédents syphilitiques. Elle eut deux enfants : le premier mourut du croup, le dernier mourut à six semaines.

Cinq ans plus tard, elle fit une fausse couche de quatre mois.

L'examen des viscères révèle l'existence d'une insuffisance aortique d'origine artérielle, l'athérome des artères périphériques et un léger degré d'emphysème pulmonaire.

Observation III

Notes recueillies par M. Civatte, interne du service.

Mme S..., teinturière âgée de 37 ans, vient nous consulter le 22 mars 1901 à l'hôpital Broca-Pascal, pour des lésions multiples des mains.

Elle n'offre rien de spécial ni comme antécédents héréditaires ni comme antécédents personnels.

Elle est teinturière en peaux depuis plus de 20 ans. Elle n'a commencé à avoir des lésions aux mains que depuis deux ans seulement depuis que la maison dans laquelle elle travaille emploie un nouvel apprêt. Auparavant, les pigeonneaux étaient inconnus dans ces ateliers : depuis que l'on se sert du nouvel apprêt, les pigeonneaux y sont devenus fort nombreux. La malade pose en fait qu'actuellement toute écorchure des mains et des doigts est suivie d'un pigeonneau.

Depuis quelque temps on a diminué la causticité de l'apprêt ; les pigeonneaux sont devenus un peu moins fréquents ; ils le sont cependant encore beaucoup.

Il n'est pas possible de connaître exactement la composition

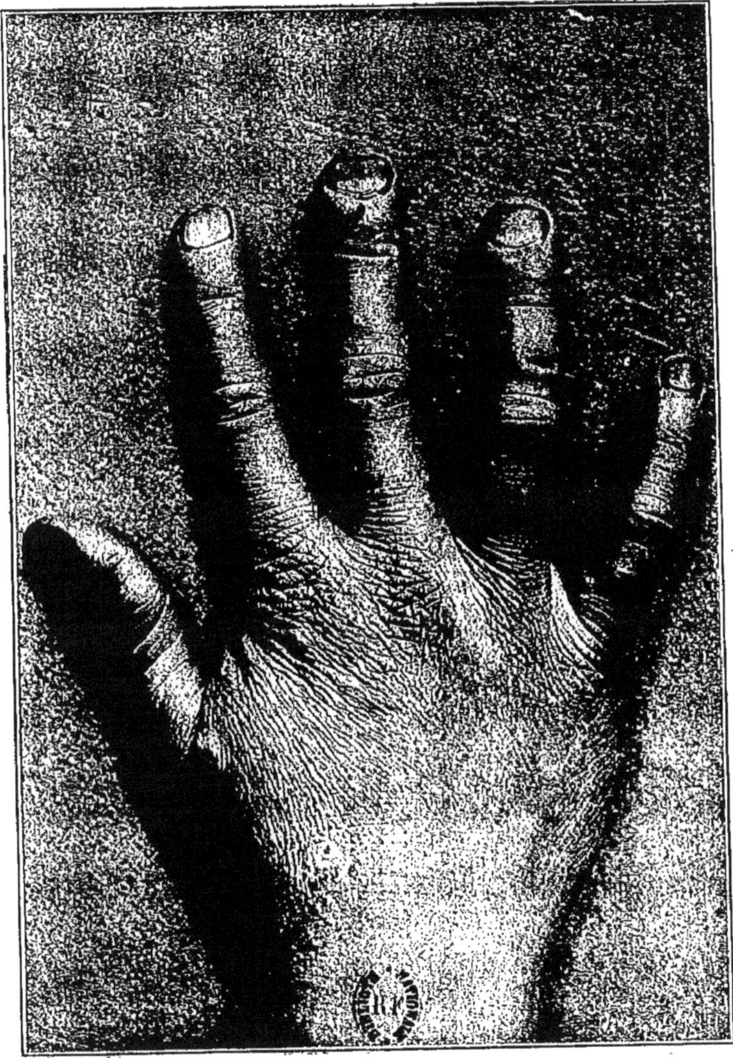

Fig. 2

chimique de l'apprêt employé dans cette teinturerie : la malade croit cependant que l'apprêt ancien était surtout composé de carbonate de potasse et d'ammoniaque. Le nouvel apprêt semblerait renfermer du carbonate d'ammoniaque et de l'acide picrique, mais ce n'est pas certain.

La malade passe d'abord sur la peau deux couches d'apprêt en brossant, avec la main droite, puis quatre couches de liquide qu'on appelle la couleur, enfin une couche du liquide que l'on appelle la tournée.

Depuis plusieurs mois, elle a eu de légères atteintes de pigeonneau ; c'étaient de petites ulcérations du volume d'une tête d'épingle qu'elle a pu guérir en huit jours par des applications de suif et le port constant d'un doigtier de caoutchouc.

Il y a trois mois, elle a été beaucoup plus sérieusement atteinte, et il s'est peu à peu formé vers le milieu de la face dorsale de la 2e phalange de l'annulaire droit une ulcération profonde, ovalaire de forme, de 7 à 8 millimètres de long sur 5 à 6 millimètres de large, à grand axe transversal, à bords taillés à pic entourés d'un bourrelet assez régulier de 2 millimètres environ de large, formant une sorte de rebord arrondi et surélevé au-dessus du niveau du reste des tissus.

L'ulcération est devenue tellement douloureuse que depuis quinze jours la malade a été obligée de se soigner et de porter constamment un gant de caoutchouc. Depuis lors, le pigeonneau s'est en grande partie cicatrisé ; aujourd'hui on trouve encore le bourrelet périphérique primitif toujours saillant, ovalaire, dans son aire se voit une zone déprimée, cicatrisée, recouverte d'un épiderme lisse, de teinte rosée, et tout à fait au centre, une croûtelle noirâtre de 2 millimètres à peine de diamètre. (Fig. 2).

En outre, depuis quinze jours, la malade offre sur les mains et les avant-bras une autre éruption qui a fait son apparition brusquement à la suite d'une quasi-suppression de règles au cours d'une grippe. Elle consiste essentiellement en de nombreuses et fines papulo-vésicules d'eczéma, irrégulièrement disséminées sur la face dorsale des mains, sur la partie inférieure des avant-bras, mais surtout sur leur face antérieure. Quelques-unes de ces lésions élémentaires sont groupées de manière à constituer de petits placards. Certaines sont excoriées, la plupart sont surmontées d'une petite croûtelle, ou pour mieux dire, d'une squame noirâtre : d'autres présentent à leur centre, au niveau même de la vésicule qui est ouverte, un point d'un noir d'encre.

L'éruption est fort prurigineuse et la malade se gratte, mais il n'y a ni inflammation forte des téguments qui ne sont nullement tuméfiés, ni suintement abondant, ni lichénification nettes.

Nous devons faire remarquer en outre qu'a la fin de sa journée, pour tâcher d'enlever la teinture qui souille ses mains, la malade se lave avec de l'eau de Javelle et de l'esprit de sel. Sa peau est donc soumise à l'action de substances irritantes multiples.

Observation IV (personnelle)

Mme D... Eugénie, 40 ans. Exerce la profession de teinturière en peaux depuis 24 ans.

Sa mère est morte de pleurésie à 50 ans ; son père est mort à 55 ans de bronchite chronique.

Elle a trois frères et une sœur qui ont une bonne santé. Sauf la varicelle qu'elle a eue étant enfant, cette ouvrière ne se rappelle pas avoir été une seule fois malade.

Elle a eu neuf enfants dont huit sont morts en bas âge, entre seize mois et deux ans, soit de diarrhée verte, soit de méningite.

Il lui reste une fille âgée de 7 ans qui est bien portante et d'apparence assez robuste.

Le 13 juin 1900, cette malade vint à la consultation de l'hôpital Broca-Pascal pour des ulcérations multiples de la main gauche.

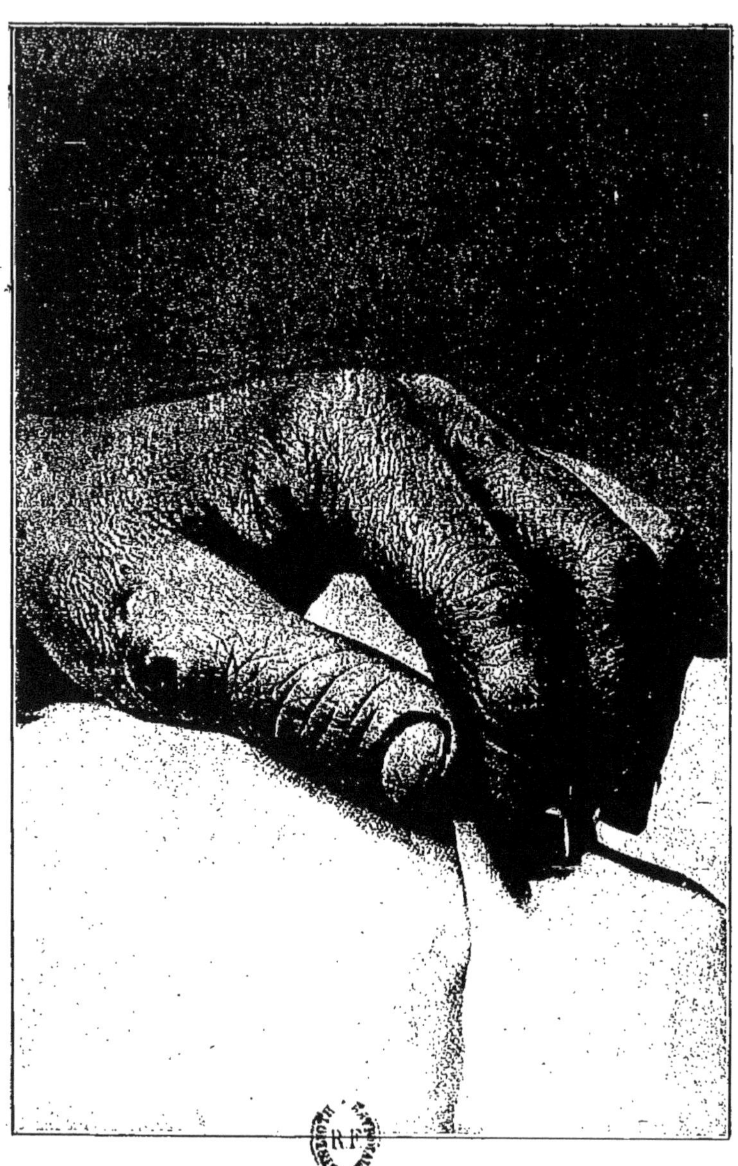

FIG. 3

Elle présentait trois pigeonneaux typiques ainsi qu'on peut s'en rendre compte d'après la fig. 3.

1° Un siégeait au niveau de l'articulation métacarpo phalangienne du pouce. Sa forme était à peu près circulaire, il mesurait environ 7 à 8 millimètres de diamètre. Les bords taillés à pic avaient une hauteur assez considérable puisque l'ulcération était profonde d'environ 3 mm. 1/2. Le fond était comblé en partie par une croûte centrale noirâtre. Tout autour de la lésion régnait un bourrelet de tissu induré, enflammé, douloureux à la pression.

2° A l'index, on remarquait un deuxième pigeonneau typique, situé en haut de la deuxième phalange, presque au niveau de l'interligne articulaire qui sépare la 2e de la 3e, il présentait le même aspect général que l'ulcération précédente, avec cette différence qu'il était plus petit, plus régulièrement circulaire, d'un diamètre d'environ 5 millimètres avec une croûte noire centrale plus proéminente.

Le bourrelet paraissait également très développé.

3° Près de l'articulation métacarpo-phalangienne du médius existait un 3e pigeonneau en voie de formation ; il n'avait pas encore l'aspect si caractéristique des précédents. Ainsi qu'on peut s'en rendre compte sur la figure, l'ulcération était beaucoup plus petite ; elle ne dépassait pas 2 millimètres de diamètre, le fond était moins excavé, le bourrelet à peine saillant.

4° et 5° On remarquait en outre des cicatrices déprimées de pigeonneaux guéris, au niveau de l'articulation métacarpo-phalangienne du pouce, un peu en arrière du pigeonneau en activité, et au niveau de la partie médiane de la première phalange de l'index.

6° Enfin les ongles présentaient des signes d'altérations professionnelles que nous avons presque toujours rencontrés chez ces ouvrières.

Tous ces pigeonneaux ont été extrêmement douloureux, et ont occasionné des insomnies et des démangeaisons pénibles.

Juste un an plus tard, nous avons la chance, au cours de notre enquête, de rencontrer cette même malade, et de photographier sa main dans une position à peu près semblable (fig. 4) à celle que lui a donnée M. le docteur Sottas dans la fig. 3 qui est une reproduction de son cliché.

Elle n'a plus de pigeonneaux en activité à la main gauche, mais au niveau de l'articulation métacarpo-phalangienne du pouce de cette main, en arrière des deux lésions décrites plus haut, en existe une autre en train de se cicatriser ; en sorte que cette articulation a été le siège de pigeonneaux qui se sont développés sensiblement aux trois sommets d'un triangle équilatéral, sommets correspondant aux tubercules saillants de la tête du premier métacarpien et de la base de la première phalange du pouce.

Sur la face dorsale du médius, au niveau de l'articulation de la 1re phalange avec la 2e, on remarque aussi une cicatrice de pigeonneaux.

Les trois lésions qu'on observe sur l'articulation métacarpo-phalangienne du pouce marquent trois étapes différentes dans la cicatrisation du pigeonneau. La cicatrice la plus ancienne est celle du sommet du triangle ; elle est à peu près de la grosseur d'une lentille ; la peau est déprimée, blanche et lisse ; les petites lignes de la peau subsistent en partie ; en bas et à droite de celle-ci se trouve la seconde ; elle est plus profonde que la précédente, la peau en est gaufrée légèrement et moins blanche ; la grandeur en est sensiblement la même.

La troisième cicatrice est celle du pigeonneau le plus récent ; il y a huit à dix jours à peine que la croûte noire centrale est tombée ; contrairement à ce qui existe dans les deux autres cicatrices, où les tissus environnants ont repris leur consistance et leur couleur normale, le bourrelet induré existe toujours, mais il n'est pas enflammé, il a la coloration habituelle de la peau. L'aspect du fond de l'ulcération cicatrisée qui a encore environ un millimètre et demi de profondeur rappelle tout à fait celui d'un petit papillome de la main qu'on aurait gratté et creusé. L'aspect noirâtre qu'on y remarque est dû à

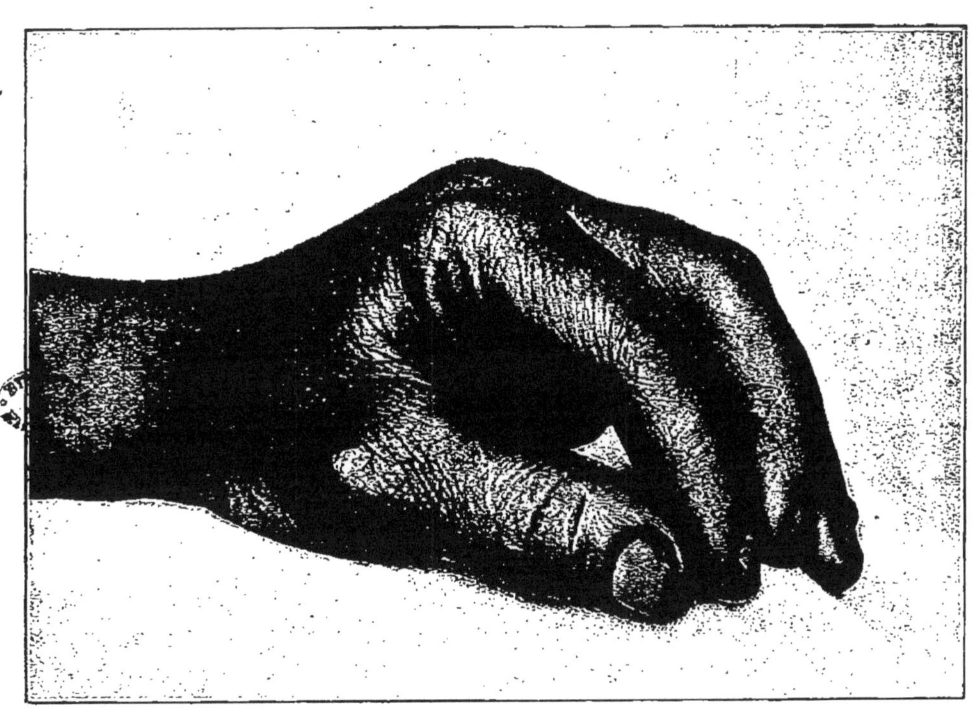

Fig. 4

des traces de teinture que les lavages n'ont pu faire disparaître.

La cicatrice du dernier pigeonneau de l'index est profonde, elle est de forme légèrement ovalaire et semble partagée en deux par un petit sillon qui se trouve au milieu, on dirait deux petites papules circulaires blanches, enchâssées côte à côte dans une dépression ovalaire des tissus environnants.

Au-dessus de celle-ci, existe une cicatrice ancienne, déjà notée plus haut. Le caractère particulier de ces pigeonneaux est leur longue durée ; ils ont *tous*, au dire de la malade, mis au moins six mois pour guérir complètement, et ont nécessité des arrêts dans le travail.

Observation V (personnelle).

Mme B..., Henriette, âgée de 33 ans, exerce la profession de teinturière en peaux depuis 20 ans.

Elle a déjà eu des pigeonneaux, mais elle a observé leur plus grande fréquence depuis une dizaine d'années.

Son père est mort d'un cancer d'estomac à 58 ans, sa mère d'une maladie de cœur.

Elle a eu huit enfants dont deux seulement sont actuellement vivants et bien portants. Deux sont morts du croup, un autre de la rougeole, un d'athrepsie, les autres de diarrhée verte.

Elle a toujours été bien portante, et n'a pas eu d'autre maladie qu'un peu d'anémie en 1900, et dont elle est guérie actuellement.

Quand nous la voyons, elle porte à la main gauche trois pigeonneaux en activité, fig. 5.

1° Un situé à l'articulation métacarpo-phalangienne du pouce ; il est typique. Son diamètre est d'environ 7 millimètres ; il est profond de 4 millimètres ; les bords sont taillés à pic, la croûte noire centrale existe, de même que le bourrelet rosé de tissus infiltrés que nous avons presque toujours noté autour de la lésion. Il est très douloureux, début il y a cinq mois.

2° Un autre, de forme particulière, celui-là, et tout à fait au début, siège un peu au-dessous de la tête du 3e métacarpien. C'est une véritable tubérosité de 8 à 9 millimètres de diamètre environ, surélevée de 2 millimètres au-dessus de la peau environnante.

La peau qui la recouvre est lisse et rosée au milieu et reprend ses caractères vers les bords.

Juste en son centre, elle est percée d'un pertuis fistuleux d'un peu plus d'un millimètre de diamètre.

Quand on saisit ce pigeonneau entre les doigts, il donne une sensation d'induration légère mais peut être mobilisé sur les plans sous-jacents ; il est très douloureux à la pression. Il a débuté il y a quinze jours.

Le 3e enfin siège à peu près au 1/3 supérieur du 5e métacarpien ; il est d'aspect absolument identique au précédent, mais un peu plus volumineux ; l'ensemble de la lésion mesure en effet 11 à 12 millimètres.

Nous avons cherché à nous rendre compte de cette localisation particulière, et voici ce que nous avons trouvé.

Tandis que ces teinturières travaillent habituellement des petites ou moyennes peaux, depuis trois semaines environ notre malade teint de grandes peaux, plus longues que la diagonale de la table carrée sur laquelle elle les étale.

Il arrive alors que pour avoir le maximum de longueur elle tend le bras et la main gauche, qui tient la peau, est tout près du coin gauche de la table ; assez fréquemment alors dans le mouvement combiné de la main droite qui étend les liquides avec la brosse et de la main gauche qui maintient la peau tendue, il se produit des échappées brusques pendant lesquelles la main gauche vient heurter l'angle dièdre formé par les bords surélevés du coin de la table.

C'est exactement en ces points de traumatisation continue

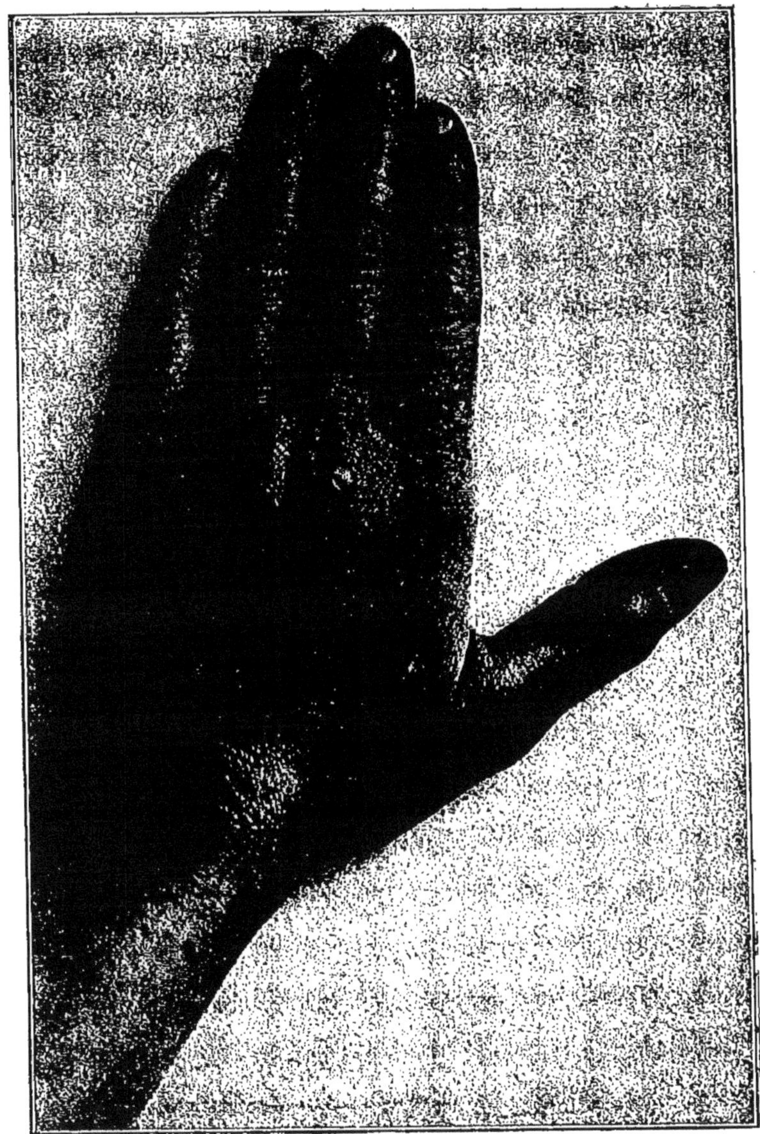

FIG. 5

qu'ont apparu d'abord des sortes de durillons produits par le choc, puis des pigeonneaux par érosion consécutive de la peau. Début contemporain du pigeonneau précédent. Très douloureux aussi.

Enfin cette malade présente également à la main gauche des cicatrices multiples de pigeonneaux guéris, 2 à l'articulation métacarpo-phalangienne du pouce, disposées comme celles de l'observation IV ; ces lésions ont mis environ 5 à 6 mois à se guérir; une à la base de la 1re phalange de l'index et deux contiguës vers le milieu de la première phalange du petit doigt.

La forte cicatrice qu'on remarque vers la base du 2e métacarpien est due à un gros pigeonneau ancien développé sur une écorchure faite en dehors du travail.

La main droite porte également des cicatrices sur la face dorsale des 2es phalanges du médius et de l'annulaire, ainsi qu'à la racine du petit doigt.

Au dire de la malade, toutes ces lésions ont été très douloureuses; quelques-unes ont nécessité un arrêt de travail et presque toutes ont mis plusieurs mois à se cicatriser.

En outre, la malade présente des lésions périunguéales avec perte de substance dues à des pigeonneaux anciens cicatrisés et des lésions d'usure professionnelle de l'ongle qui lui donnent l'aspect d'un cartilage thyroïde vu de face.

Nous avons retrouvé cette lésion d'usure chez beaucoup d'ouvrières ; elle est produite par le frottement continuel du bout des doigts qui appuient par leur face dorsale sur la table où on étend les peaux pour les teindre.

Observation VI (personnelle)

Mme P... Anna, 39 ans, teinturière en peaux : elle exerce cette profession depuis 21 ans.

Sa mère est morte d'une fluxion de poitrine, son père d'accident.

Elle a neuf frères et sœurs qui sont bien portants.

Elle n'a jamais été malade, et a eu sept enfants sur lesquels cinq sont morts, deux du croup le même jour, à 16 mois et à un an ; deux autres de la diarrhée verte à 14 et 16 mois, enfin le dernier à trois ans, de méningite tuberculeuse, les deux qui lui restent sont bien portants.

Elle a déjà eu plusieurs fois des pigeonneaux dans les usines où elle a travaillé : elle signale que dans l'usine où elle est actuellement, quand on se servait *d'apprêt blanc*, au carbonate de soude, les pigeonneaux étaient très rares ; à peine en comptait-on un de temps à autre.

Depuis l'emploi de *l'apprêt jaune* au bichromate de potasse, les pigeonneaux sont extrêmement fréquents ; à un moment donné même, on a diminué le titre de la solution, et les pigeonneaux ont diminué aussi de fréquence et d'intensité.

Quand nous l'examinons, elle porte à la main gauche deux pigeonneaux, à l'annulaire et à l'index, fig. 6.

Celui de l'annulaire est de beaucoup le plus considérable de ceux que nous ayons vus. Il siège vers le milieu de la face dorsale de la deuxième phalange. Son aspect est des plus typiques.

L'ulcération est circulaire, son diamètre est de 5 millimètres environ, elle est profonde de plus de 4 millimètres.

Les bords sont taillés à pic, non décollés; le fond est recouvert de la croûte noirâtre déjà signalée dans les autres observations.

Tout autour de l'ulcération règne un bourrelet très considérable ; il a au moins 5 millimètres de largeur, et le pigeonneau tout entier d'un bord du bourrelet à l'autre mesure un centimètre et demi. Ce bourrelet est livide vers l'ulcération ; sa couleur violette d'abord puis rouge, se fond avec le ton de la peau. Pas de collerette épidermique.

Les tissus sont très infiltrés, mais il n'y a pas d'induration bien nette ; quand on presse le pigeonneau entre les doigts, on éveille une douleur très forte, et on fait sourdre du fond autour de la croûtelle une sérosité sanguinolente.

Le début remonte à six mois ; cela a commencé par une petite

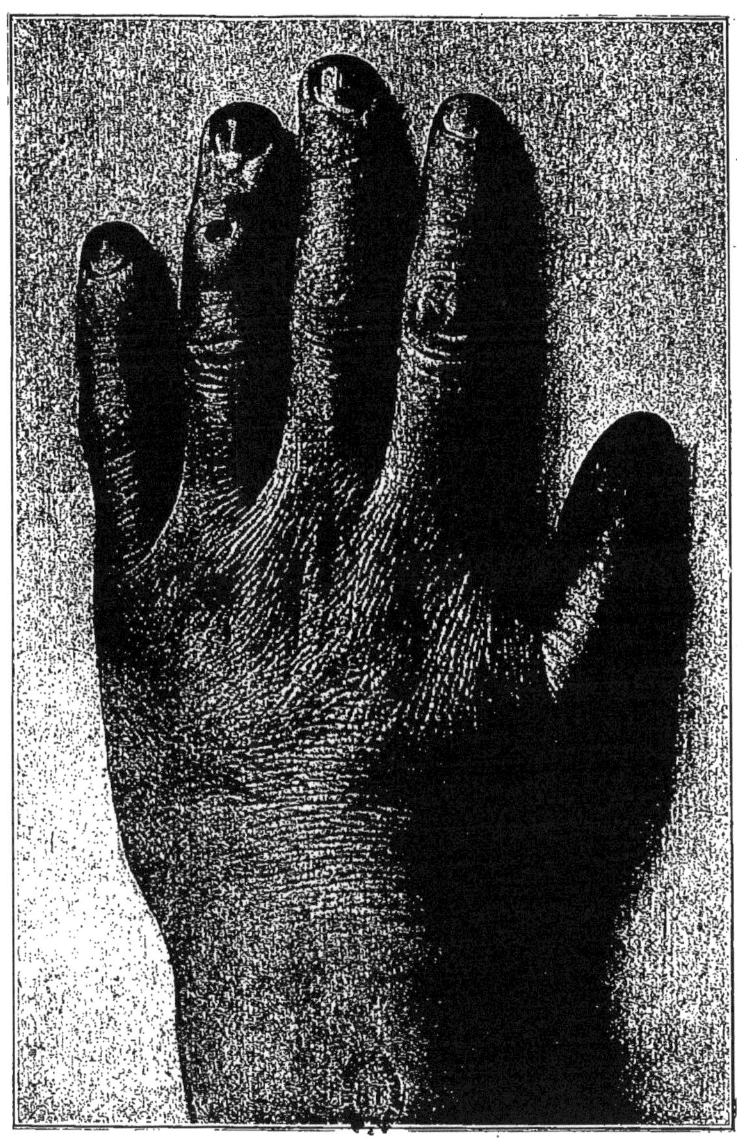

Fig. 6

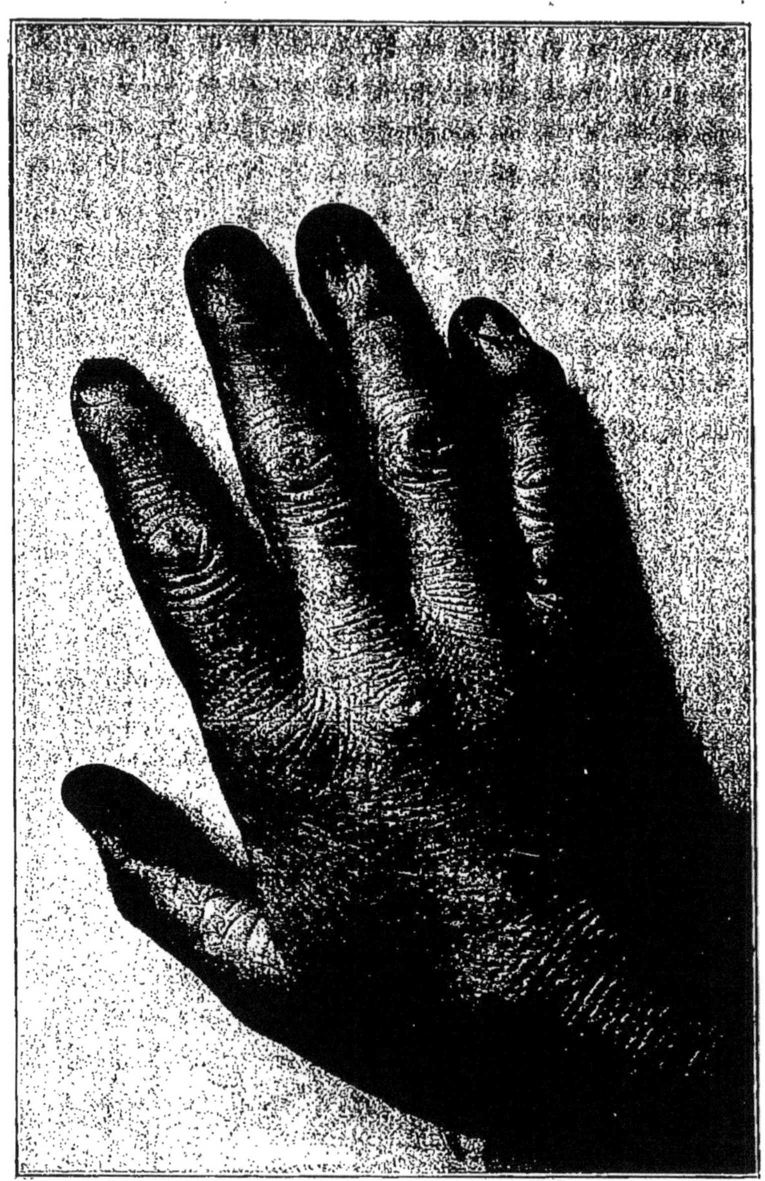

Fig. 7

tubérosité analogue à celle qu'on remarque sur le dos de la main de la fig. 5, bientôt malgré les précautions prises par cette ouvrière, le pigeonneau typique a été constitué. Pendant les mois d'hiver, la douleur était très considérable ; elle a diminué un peu dans ces derniers temps.

A l'index de la même main, on voit un autre pigeonneau situé sur le côté interne du doigt un peu au-dessus de l'articulation de la phalange avec la phalangine. Début il y a deux mois. Il est en voie de cicatrisation, et ne présente ni bourrelet ni collerette ; le fond est comblé par une croûtelle grise.

A la face palmaire du pouce, on trouve dans le pli articulaire de la première et de la deuxième phalange, une cicatrice gaufrée de pigeonneau ancien qui forme comme une sorte de chéloïde.

A la face dorsale du pouce, au niveau de l'articulation métacarpo-phalangienne, deux cicatrices anciennes de pigeonneau. Elles ont absolument l'aspect de traces de vaccine.

Notons enfin les lésions périunguéales avec perte de substance de l'annulaire et du médius ; elles sont très accentuées, et sont dues à des pigeonneaux anciens.

La main droite est aussi très touchée (fig. 7). A la face dorsale, un peu au-dessus de l'articulation métacarpo-phalangienne du petit doigt, on remarque un pigeonneau en voie de cicatrisation. Celui-là aussi est typique : cratère de 5 millimètres de diamètre, fond comblé par une croûte noire percée d'un petit trou en son centre. Bourrelet rosé, de tissu infiltré et induré. Douloureux à la pression ; début il y a deux mois.

Toujours à la face dorsale de la main, au-dessous de l'articulation métacarpo-phalangienne du médius, on voit la cicatrice d'un pigeonneau datant de trois mois ; elle est de forme ovalaire, à grand axe parallèle à la largeur de la main. La peau est blanc rosé, déprimée au centre ; au pourtour le bourrelet d'induration est conservé, mais il n'est plus lisse, la peau a repris son ton, et les petites lignes ont réapparu.

A l'annulaire et au petit doigt de la main droite, nous remarquons des cicatrices périunguéales, avec perte de substance, produites par des pigeonneaux anciens.

La phalangette du petit doigt, à la suite d'un pigeonneau compliqué de panaris, s'est enkylosée en demi-flexion.

Les ongles des deux mains portent des traces d'usure professionnelle.

Observation VII (personnelle)

Le G... Mathurin, âgé de 44 ans. Homme de peine, employé à la teinture des peaux.

Il n'y a rien d'intéressant à noter dans ses antécédents héréditaires. Il ne se rappelle pas avoir été jamais malade.

L'usine dans laquelle il travaille depuis un mois est très considérable ; on y compte en effet plus de 500 ouvriers, et on y fait la mégisserie et la teinture des peaux. L'installation est tout à fait moderne ; partout où cela a été possible, on a remplacé la main de l'homme par des machines. La teinture à la brosse ne s'y fait pas d'une façon continue, elle subit les fluctuations des commandes; tandis que la teinture au plongé, c'est-à-dire celle dans laquelle les peaux sont trempées dans l'apprêt, puis dans un bain d'hyposulfite et enfin dans un bain de teinture forme le plus gros du travail.

Les peaux sont mises à tremper dans de grandes cuves en bois remplies d'un apprêt composé d'une solution de bichromate de potasse additionné de carbonate de soude ; elles sont constamment agitées dans ces cuves par la rotation d'un moulin analogue en tous points aux coudreuses des mégissiers et des tanneurs.

On les sort de ces cuves, à la main : elles sont à ce moment teintes en jaune, on les empile ensuite dans un wagonnet pour les conduire dans le bain d'hyposulfite. C'est exclusivement à ce travail qu'est employé notre malade depuis son arrivée à l'usine. Au bout de dix à quinze jours, il a été atteint presque si-

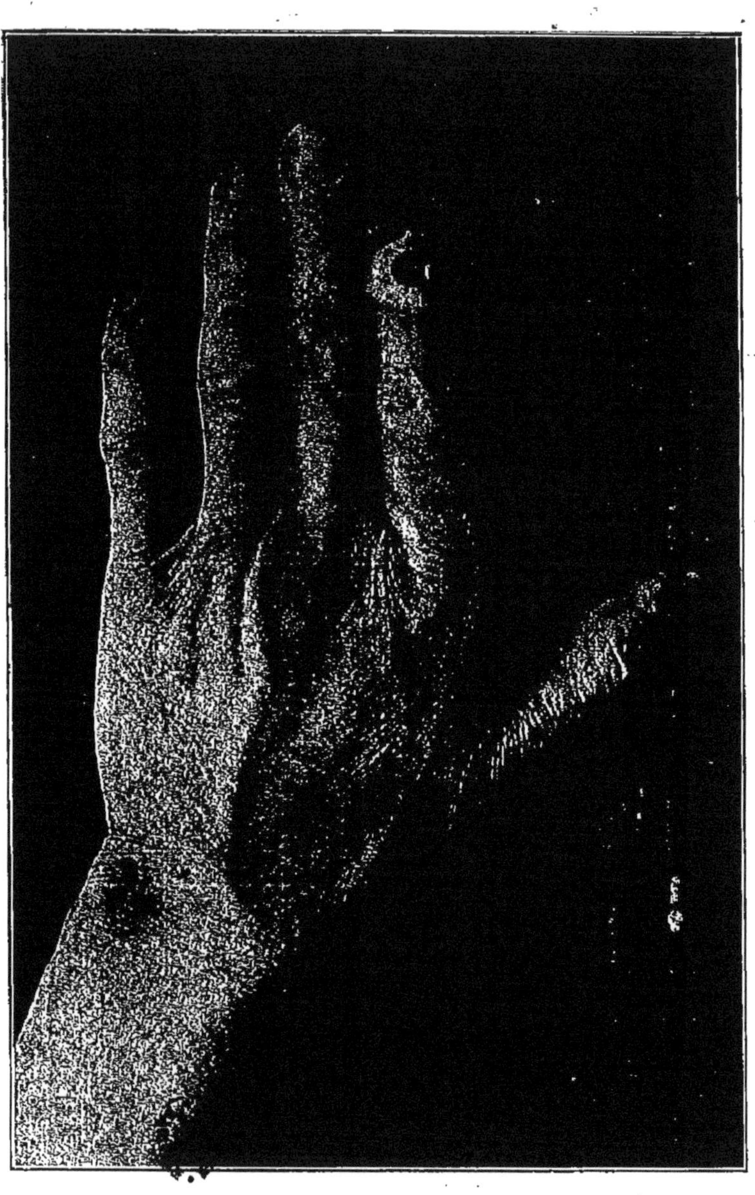

Fig. 8

multanément de deux pigeonneaux à la main gauche, le pre-premier à l'annulaire, le second à l'index (fig. 8) et d'un autre dans la paume de la main droite (fig. 9).

Celui de l'index (fig. 8) siège à la face dorsale du doigt, un peu au-dessus de l'articulation de la phalangine avec la phalangette.

C'est une ulcération à peu près régulièrement circulaire ayant environ 7 millimètres. Les bords sont taillés à pic, mais comme il nous a déjà été donné de le voir dans d'autres observations, à cause d'un étroit liséré de croûte cicatricielle qui cercle intérieurement le pourtour de l'ulcération, ses bords paraissent décollés. Quoique encore très profonde, puisqu'elle mesure environ 3 millimètres de creux, l'ulcération était encore bien plus profonde, paraît-il, puisqu'elle atteignait l'os, nous dit l'ouvrier. Le fond est recouvert d'une croûte noirâtre, ayant absolument la forme et la dimension d'une petite lentille, qui ne touche pas les bords du pigeonneau, mais laisse apercevoir entre elle et ceux-ci, une petite rigole circulaire, rougeâtre, qui est véritablement le fond, et dans laquelle séjourne un peu de sérosité purulente.

Tout autour de la lésion s'élève un bourrelet de tissu induré, large de 6 à 7 millimètres, haut de 3 environ, recouvert d'une peau fine, lisse et brillante, d'une coloration rouge, que la pression ne fait pas disparaître. A la limite de ce bourrelet on remarque une mince collerette blanche, à contours irréguliers, formée par la peau desquamée et qui comprend toute la hauteur de la phalangette.

Le bout du doigt est déformé en baguette de tambour. En saisissant le pigeonneau entre les doigts, on détermine une douleur assez vive, et si l'on essaie de le mobiliser sur les plans sous-jacents, on se rend compte qu'il adhère au périoste.

A cause de la douleur et de la gêne fonctionnelle résultant de cette lésion, l'ouvrier a été détaché dans une autre partie de l'usine où il n'a plus à toucher l'apprêt. Il y a déjà deux jours que ses mains sont soustraites à cette influence quand nous le voyons, et comme il ne paraît pas être d'une propreté excessive, nous pensons qu'il n'aura pas eu soin de ses mains, d'où infection probable et production du pus que nous avons signalé plus haut.

Le pigeonneau de l'annulaire (fig. 8), siège au lieu d'élection pour ce doigt, qui est, ainsi qu'on peut le vérifier sur presque toutes les photographies que nous avons prises, vers le milieu de la face dorsale de la deuxième phalange. C'est une ulcération ovalaire, à grand axe parallèle au pli de flexion du doigt, mesurant 5 à 6 millimètres de longueur sur environ 4 millimètres de largeur. Il est en voie de cicatrisation. Ses bords comme ceux du précédent sont taillés à pic, cernés d'un mince liséré de croûte cicatricielle déjà signalée, qui semble surplomber le fond. Celui-ci est aux trois quarts comblé par une croûte gris foncé qui y adhère solidement, pas de pus. Tout autour du pigeonneau règne le même bourrelet que celui de l'index ; il est induré, rouge, à peau brillante, lisse et fine, entouré d'une fine collerette d'épiderme desquamé qui se trouve à environ 4 millimètres du bord libre du pigeonneau.

Le siège de ces deux lésions s'explique facilement, quand on saura que cet homme avant de mettre les peaux dans son chariot les étire.

A la main droite, le pigeonneau s'est développé dans la paume de la main (fig 9), localisation très rare selon nous, il est au sommet du deuxième jambage de l'M formé par les plis palmaires cutanés.

Il est circulaire et a environ 4 millimètres de diamètre. Mêmes bords, même croûte noirâtre au fond que dans les pigeonneaux précédents.

Ce qui le distingue des autres, c'est d'abord sa grande profondeur, car il a plus de 4 millimètres de creux, et ensuite l'absence du bourrelet périphérique qui est remplacé ici par des strates de peau morte, disposées en gradins. En poussant son chariot, cet ouvrier s'est enfoncé une écharde de bois juste à ce

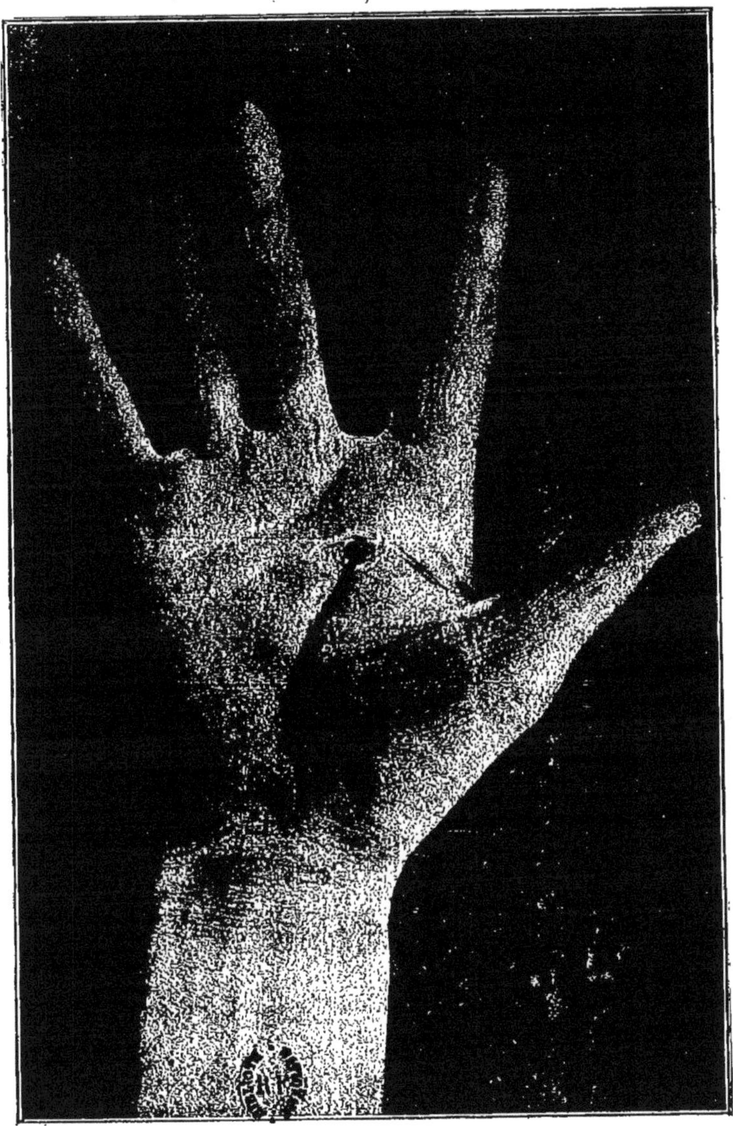

Fig. 9

niveau, créant ainsi une porte d'entrée au caustique de l'apprêt qui n'a pas tardé à produire son effet sous la forme d'un pigeonneau.

Un fait particulièrement intéressant à noter, c'est que dans cette usine il y a eu, environ deux mois et demi à trois mois avant notre visite, 6 teinturières à la brosse atteintes de pigeonneaux dont les localisations et les caractères étaient en tous points semblables à ce que nous avons décrit dans les observations I, II, III, IV, V et VI.

Nous avons montré les photographies des lésions décrites dans nos observations au directeur, à plusieurs membres du personnel, et tous ont reconnu leur identité absolue avec ce qu'ils avaient vu chez les ouvrières de l'usine.

Ces pigeonneaux avaient eu, paraît il, une durée de un mois et demi à deux mois environ, et ont été très attentivement soignés. Nous n'avons pas pu en examiner les cicatrices, les ouvrières qui avaient été atteintes ayant quitté l'usine.

Observation VIII (personnelle).

M... François, âgé de 28 ans, homme de peine, employé à la teinturerie des peaux dans la même usine que le malade de l'observation précédente. Il fait aussi le même travail que cet homme, c'est-à-dire qu'il sort des cuves d'apprêt au bichromate de potasse les peaux qu'on y a mises, il les étire, les empile dans un chariot pour les porter dans un autre bain. Il est employé à l'usine depuis 7 semaines. Actuellement, il fait la teinture en noir.

Rien à noter dans ses antécédents héréditaires. Il n'a jamais été malade.

Il y a environ quinze jours, il a été atteint presque en même temps de deux pigeonneaux, un à l'annulaire de la main droite, un autre à la pulpe du pouce, puis d'un autre situé à la face interne de l'index au niveau de l'articulation de la 1re avec la 2e phalange.

Celui de l'annulaire (fig. 10) a débuté le premier; quand nous le voyons il est presque cicatrisé; l'ulcération avait à sa période d'état près de 8 millimètres de diamètre dans sa plus grande largeur. Actuellement, elle se présente à nous sous la forme d'un ovale à peu près régulier, à grand axe sensiblement parallèle au pli de flexion de l'articulation, ayant environ 3 millimètres de longueur, et 2 millimètres de largeur ; elle est peu profonde, à peine d'un millimètre. Le fond est rempli par une croûte de cicatrice qui est perforée juste en son milieu d'un trou gros comme une tête d'épingle.

Les bords sont un peu irréguliers, taillés à pic ; la lésion est entourée d'un bourrelet typique déjà décrit avec son revêtement cutané lisse rosé, et la collerette épidermique.

Le bourrelet est infiltré, mais on peut mobiliser le pigeonneau sur les plans sous-jacents, et la pression ne détermine qu'une douleur presque insignifiante, tandis qu'il y a 6 ou 7 jours, la souffrance était, paraît-il, très violente, surtout la nuit et à la reprise du travail le lendemain matin.

Le pigeonneau de l'index à peine visible sur la photographie a avorté dès que l'on a fait changer de travail, à l'ouvrier, il y a 8 jours.

A la pulpe du pouce (fig. 11), l'aspect du pigeonneau est absolument comparable à celui qu'offrait l'ulcération palmaire décrite dans l'observation précédente. Mêmes bords, même croûte cicatricielle, mêmes strates de peau morte disposées en gradins et absence totale de bourrelet, avec la même profondeur d'ulcération. La seule différence à noter, c'est que ces 2 pigeonneaux à peu près contemporains de ceux du malade précédent se sont cicatrisés beaucoup plus rapidement.

Il est vrai de dire que M. paraît beaucoup plus vigoureux que L. G., suspect en outre d'éthylisme, qu'il semble également plus soigneux de ses mains.

Cette lésion a été l'occasion de douleurs extrêmement vives

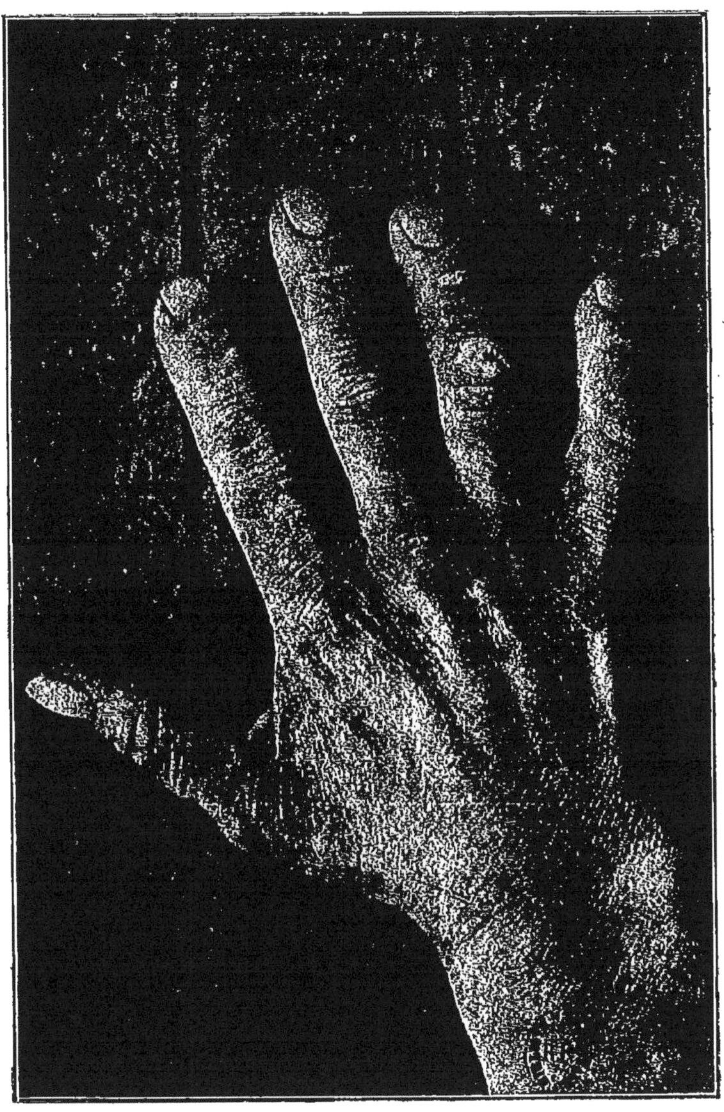

Fig. 10

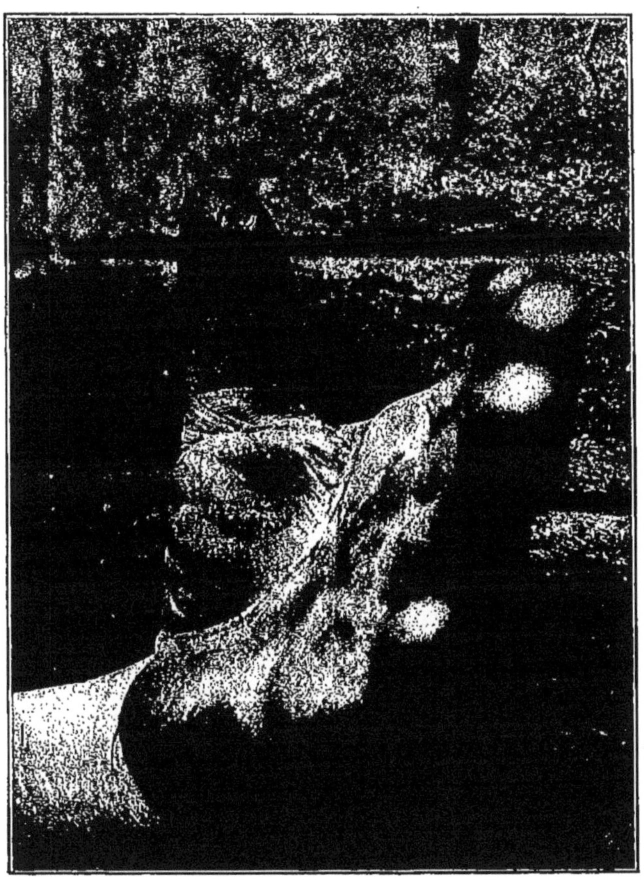

Fig. 11

qui ont presque totalement disparu, puisque nous pouvons presser assez fortement la pulpe du pouce sans provoquer autre chose qu'un peu de gêne.

Observation IX (personnelle)

T... Edouard, âgé de 25 ans, ouvrier mégissier depuis 1893. Il a d'abord fait la teinture des peaux et n'a jamais observé chez lui, pas plus que chez les femmes employées aussi à la teinturerie, d'autres accidents cutanés que ce qu'ils appellent « la gale », eczéma professionnel de ces artisans, localisé aux mains, aux avant-bras, aux plis de flexion du poignet et du coude.

Etant apprenti mégissier, il a eu un certain nombre de pigeonneaux localisés en différents endroits des mains.

Son père est bien portant. Sa mère est morte de méningite tuberculeuse à l'âge de 35 ans. Il a une sœur et trois frères qui se portent bien.

Lui-même n'a jamais été malade, et sauf la fièvre typhoïde qu'il a eue en 1900 et pour laquelle il a été soigné pendant 35 jours, il en serait encore, dit-il, à compter ses jours de maladie.

Dans l'usine où il travaille, le rognage des peaux qui est son ravail habituel, ne se fait pas au chevalet comme nous l'avons décrit dans notre sommaire technique. Il se fait sur des tables légèrement inclinées. Le couteau dont on se sert est un simple couteau de boucher. Les peaux bien étalées sur ces tables reposent complètement à plat, l'ouvrier peut donc les saisir à pleines mains protégé par des gants de caoutchouc et rogner à son aise avec le minimum de risques.

Quand nous l'examinons, cet ouvrier porte à la face interne de la 1re phalange du médius de la main droite, tout près de l'articulation avec la 2e phalange, un pigeonneau typique (fig. 12), dont le début remonte à dix jours environ. Il n'est plus à sa période d'état et commence à « s'éteindre ».

C'est une ulcération cratériforme, à peu près régulièrement circulaire, ayant environ 6 millimètres de diamètre et 3 millimètres de profondeur.

Les bords paraissent décollés, creusés en caverne, mais ce n'est là qu'une apparence, car en dedans d'eux, règne sur tout le pourtour de l'ulcération, comme une sorte de corniche, un mince liséré de croûte cicatricielle de presque 1 millimètre de largeur qui surplombe un peu le fond. Celui-ci est légèrement sanieux, lisse et grisâtre par endroits, tomenteux et rouge en d'autres. Trois jours avant, ce liséré n'existait pas et le pigeonneau semblait, dit l'ouvrier, taillé à l'emporte-pièce.

Les bords ne sont pas indurés quoiqu'il y ait une infiltration assez nette des tissus autour de la lésion. Quand on saisit celle-ci entre les doigts, il semble qu'on puisse la mobiliser faiblement sous les plans sous-jacents. Autour des bords s'élève un bourrelet assez élevé, 1mm 1/2 environ, dont la blancheur tranche sur le ton foncé du reste de la peau. Ce bourrelet s'étend sur une largeur d'environ 2 millimètres ; il est blanc livide à sa limite interne, entouré d'une zone inflammatoire dont la rougeur violacée ne disparaît pas par la pression et va se fondre d'un côté avec la couleur blanc livide du bourrelet, et de l'autre avec le ton normal de la peau.

Nous remarquons en outre que le doigt médius est comme macéré, ainsi qu'on peut s'en rendre compte sur la photographie. Nous prions alors l'ouvrier de mettre ses gants et de répéter devant nous l'opération qu'il fait journellement. Nous constatons deux choses : d'abord le gant est décollé dans son joint interdigital, à peu près à la hauteur du pigeonneau. Puis quand la main est fermée et tient solidement le couteau à rogner, l'articulation de la 2e et 3e phalanges de l'index appuie, par sa face externe, très fortement sur la face interne de l'articulation de la 1re et de la 2e phalange du médius, c'est-à-dire juste à l'endroit où siège la lésion.

D'autre part, le trou du gant, presque imperceptible lorsque les doigts sont étendus, prend des proportions assez grandes

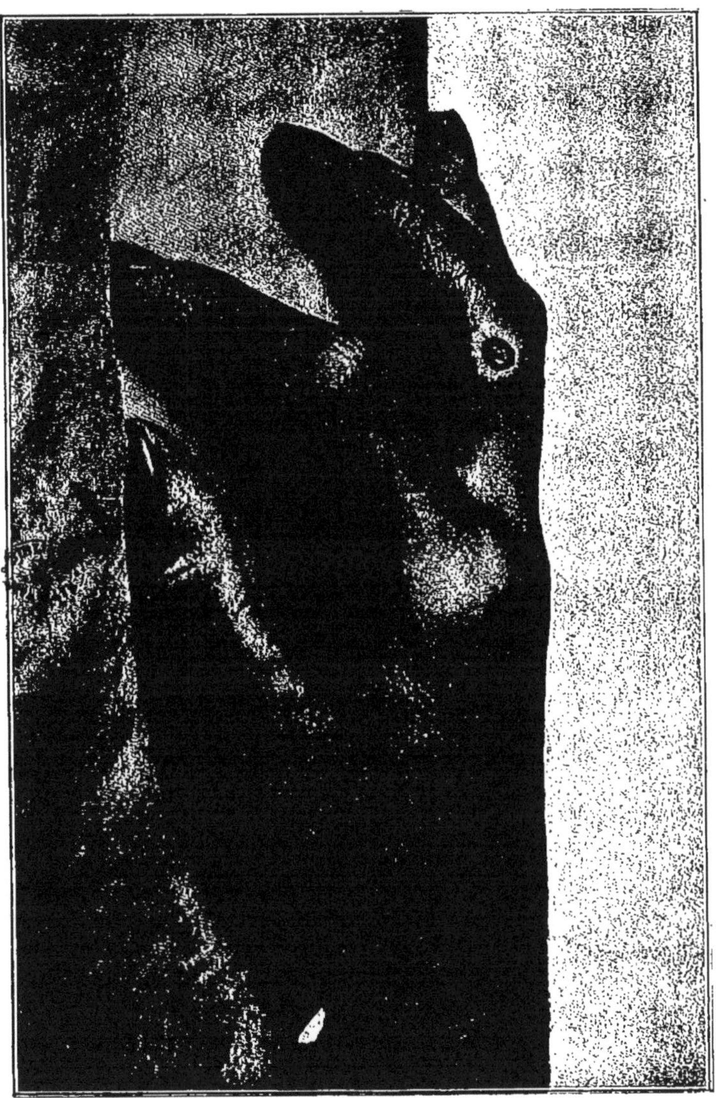

Fig. 12

quand le poing est fermé pour que l'eau de chaux qui imbibe les peaux vienne y pénétrer, et nous pouvons ainsi nous rendre un compte exact de la pathogénie de ce pigeonneau, due à trois ordres de causes : la macération, l'usure par le frottement et la causticité.

La main gauche porte également un pigeonneau au début, au doigt médius, presqu'au même endroit que le précédent, mais sur la face externe. C'est une sorte d'ecchymose ovalaire, à grand axe parallèle à l'axe du doigt, longue de 6 millimètres environ, large de 3 millimètres. En la regardant à la loupe, on voit se détacher sur le fond rouge de l'ecchymose une série de petites vésiculo-papules jaunâtres confluentes. La douleur causée par les deux lésions, surtout par la première, est vive. Impotence fonctionnelle nulle. Pas de traînées lymphangitiques, pas de ganglions ni de fièvre.

Observation X (personnelle)

T... Jean, âgé de 20 ans. Ouvrier mégissier.

Son père et sa mère sont morts jeunes de tuberculose pulmonaire.

Il a un frère et une sœur qui sont bien portants actuellement et n'ont jamais été malades.

Il n'y a rien d'autre à signaler dans ses antécédents personnels qu'un zona à l'âge de dix ans.

Il a subi l'amputation de la troisième phalange du petit doigt de la main droite à la suite d'un accident de gymnastique.

Il est mégissier depuis l'âge de onze ans, et il raconte que dès le lendemain de son entrée dans le métier il eut à la main gauche, à la face dorsale de la troisième phalange du médius, un pigeonneau survenu après érosion d'emblée de la peau à cet endroit. Il se rappelle qu'il eut un peu de fièvre, peu d'appétit et une grande gêne professionnelle. Il continua son travail pendant quelques jours, mais l'ulcération s'aggravant, il dut s'arrêter et guérit en sept jours.

Depuis, il a eu, dit-il, plus de cent pigeonneaux. d'intensité, de siège et de durée variables, ce qui, pour onze ans de profession, donnerait une moyenne d'environ dix pigeonneaux par an.

Il se livre actuellement au sciage des peaux et au travail au chevalet ; il a trois pigeonneaux, deux à la main gauche, médius et annulaire, un à la main droite (médius).

1° Main gauche. Celui du médius a débuté le 16 avril ; il siège au niveau de l'articulation de la deuxième et de la troisième phalange, et s'est produit par usure de la peau à ce niveau. Il était circulaire, taillé à l'emporte-pièce, petit. Quand nous le voyons, le 29 mai, il est presque guéri ; l'épiderme est creusé en strates concentriques ; on dirait un durillon légèrement excavé en forme de cupule. Les bords ne sont ni décollés ni taillés à pic. Le fond est grisâtre.

Celui de l'annulaire a commencé le 20 mai à la racine de l'ongle, à l'endroit où se produisent fréquemment des *envies* produites par la pousse de l'ongle qui fait se fendiller la peau. Quand nous l'examinons le 29, il est en pleine évolution. Il a la forme d'une lunule et est à peu près de la grosseur d'une lentille.

Le pourtour forme un bourrelet surélevé, d'aspect corné et un peu macéré ; sur les tissus environnants rien qu'une rougeur légère, mais pas d'inflammation véritable.

Les bords sont taillés à pic, non décollés ; le fond est saignant.

2° Main droite. Au médius, l'ulcération n'a pas l'aspect typique du pigeonneau, bien que l'ouvrier nous la présente comme telle.

Elle a la forme d'un ovale allongé, dont le grand axe est sensiblement parallèle à l'axe du doigt. Elle siège à la face interne, presque au niveau de l'articulation de la première et de la deuxième phalange, et s'est produite le 17 ou le 18 avril, à la suite d'une écorchure linéaire faite par un clou.

Le pourtour forme un bourrelet corné ; les bords sont taillés à pic, et paraissent très légèrement décollés, contrairement à ce que l'on voit d'habitude.

Le fond est grisâtre, en voie de cicatrisation. Les trois ulcérations ont donné lieu à des douleurs locales assez vives sans cependant provoquer de fièvre ni nécessiter l'arrêt du travail.

D'après cet ouvrier qui a eu, comme nous l'avons dit, beaucoup de pigeonneaux, l'hiver lui serait plus funeste, à cause du froid, des gerçures et des crevasses. Les pigeonneaux sont plus profonds, plus douloureux, et occasionnent plutôt la fièvre en cette saison, probablement à cause de la profondeur des lésions. La douleur et l'impotence fonctionnelle sont plus considérables qu'en toute autre saison, la guérison est plus lente aussi, et la cicatrisation moins régulière. Sans suspension de travail, elle met quelquefois un mois ou un mois et demi à se produire, surtout quand la lésion atteint l'os, ce qui, paraît-il, n'est pas rare chez lui ; il porte en effet de nombreuses cicatrices pas très visibles cependant, qui siègent aux lieux d'élection du pigeonneau. En été, dit-il, la guérison survient chez lui suivant la gravité des cas en 6 ou 10 jours, et serait activée par un décapage soigné de l'ulcération, fait à la brosse et au savon, suivi d'une onction de saindoux ou de goudron.

Observation XI (personnelle).

R... Louis, âgé de 32 ans, mégissier.

Père mort à 40 ans d'hémorrhagie nasale rebelle. Mère bien portante.

Un seul frère, mort à 20 ans, d'occlusion intestinale.

Rien de bien spécial à signaler dans son enfance. La première maladie sérieuse qu'il ait faite a été une fièvre typhoïde grave pour laquelle il a été soigné pendant 40 jours en 1886. Ni complication ni séquelle. En 1887, en transportant des peaux, il attrape une pustule maligne pour laquelle il a été soigné à l'hôpital de la Pitié. Etat grave.

A différentes reprises, il a eu des attaques légères de rhumatisme articulaire et de névralgie sciatique.

En 1890, pneumonie. Cet homme paraît assez éthylique ; il a aux deux jambes et aux pieds des varices externes assez volumineuses.

Il vient à la consultation de l'hôpital Broca pour un eczéma variqueux traité à la Pitié depuis le mois d'avril dernier, et pour des pigeonneaux multiples des mains.

Cet ouvrier travaille dans *une petite usine* où l'on ne prépare presque exclusivement *que le mouton*. Ceci nous a paru intéressant à noter pour deux raisons ; d'abord parce que si, dans les maisons assez importantes, les ouvriers ne sont pas absolument spécialisés dans une opération, c'est-à-dire qu'on les occupe indistinctement au travail de rivière, aux pelains, au chevalet, écharnage, rognage, etc., cela est encore plus vrai chez les petits patrons, ce qui explique chez cet homme les sièges différents et la multiplicité des pigeonneaux.

Ensuite les lésions des ouvriers mégissiers en mouton sont plus sérieuses, car leurs mains sont plus exposées qu'avec aucune autre peau, au contact de la chaux mélangée à l'orpiment, comme nous l'avons expliqué dans notre sommaire technique, et l'influence aggravante de l'arsenic sur les lésions a été signalée à peu près par tous les auteurs.

Il est vrai de dire que chez certains moutonniers nous avons rarement vu des pigeonneaux grâce aux rinçages multiples des peaux et aux soins minutieux qu'on faisait prendre aux ouvriers.

Main droite. Deux pigeonneaux (fig. 13).

1° *Pouce*. Dans le pli interdigital du pouce et de l'index siège un pigeonneau qui s'est développé sur un éclat ou crevasse. Il est de forme elliptique, mesure à peu près un centimètre de lon-

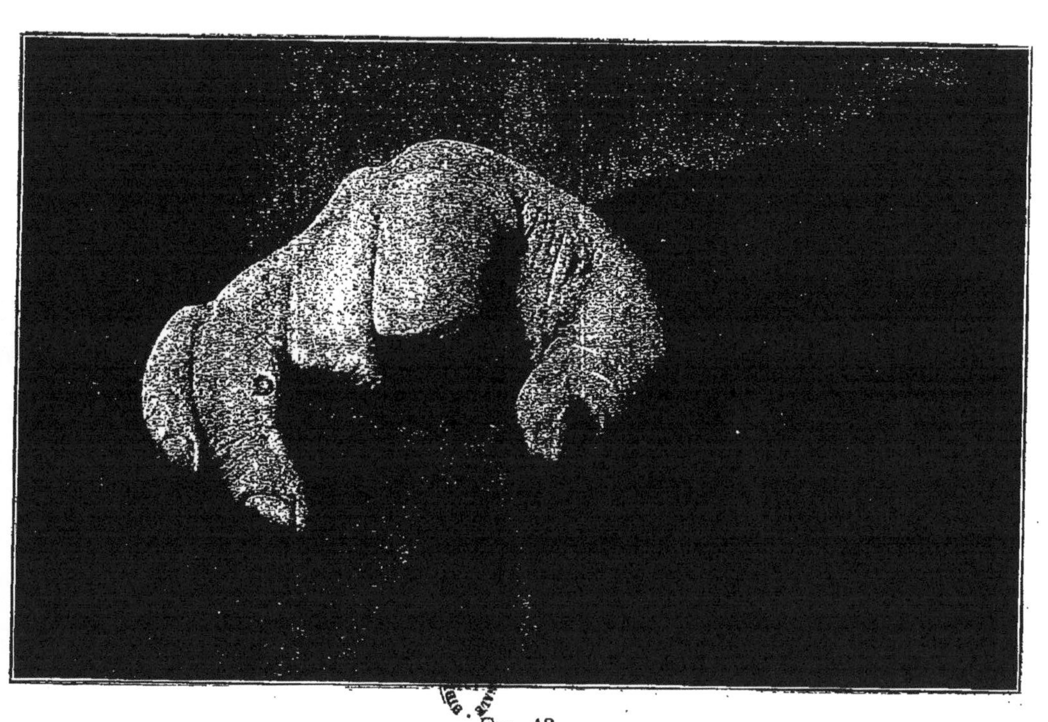

Fig. 13

gueùr sur 4 millimètres de largeur. Son grand axe a la même direction que le pli. Il est profond de 3 millimètres environ. Les bords sont irréguliers, rugueux, croûteux, mais pas décollés. Le fond de l'ulcération est légèrement sanieux. Ce pigeonneau a commencé il y a 6 jours.

2° *L'annulaire* porte au millieu de la face interne de la 2e phalange un pigeonneau gros comme une lentille. Il est profond de 3 millimètres environ.

Les bords présentent une sorte de collerette noirâtre due en partie à des débris de croûte cicatricielle, en partie peut-être à du goudron desséché introduit dans l'ulcération pour la guérir.

Ces bords sont taillés à pic, non décollés véritablement quoiqu'ils le paraissent un peu à cause de ce liséré noirâtre qui surplombe le fond de l'ulcération lequel est irrégulièrement mamelonné par les saillies rougeâtres des papilles.

Tout autour de ce pigeonneau, dans une zone qui comprend toute la hauteur de la face interne du doigt, les tissus sont enflammés et œdématiés. Le début a eu lieu il y a dix jours par une petite ulcération régulièrement ronde et grosse comme une tête d'épingle.

Main gauche : fig. 14.

Entre le petit doigt et l'annulaire se trouvent deux crevasses analogues à celle décrite au pouce de la main droite; elles sont séparées par un mince espace de peau saine, leur axe est dirigé dans le sens du pli interdigital, et elles ont à peu près un millimètre de profondeur.

L'*annulaire* présente à la face interne de la deuxième phalange un pigeonneau au début. C'est une ulcération grosse comme une forte tête d'épingle, circulaire, à bords nets, profonde de un millimètre environ : elle date de un jour et demi.

Entre l'index et le médius se trouve une crevasse semblable en tous points à celles décrites plus haut.

Le pouce porte sur sa face dorsale, à l'union de la phalange avec la phalangine, presque sur le pli articulaire un pigeonneau gros comme une petite lentille, entouré d'une petite zone inflammatoire.

Ces lésions multiples ont occasionué un œdème considérable des doigts et des mains, surtout de la main droite ; la douleur et l'impotence fonctionnelle ont été telles que le malade a dû suspendre tout travail pendant quelques jours.

Quand nous examinons les mains de cet ouvrier, nous constatons que l'œdème a disparu presque partout, sauf au niveau du pigeonneau de l'annulaire droit qui est entouré d'une zone enflammée et légèrement infiltrée. Les ganglions axillaires et épitrochléens des deux côtés sont légèrement pris.

Biopsie. — Après cocaïnisation et antisepsie préalable de la région, notre ami Bender, interne de M. le professeur Pozzi, enlève en totalité le pigeonneau de l'annulaire droit. 3 points de suture. Pansement.

Fixage de la pièce dans l'alcool absolu. Inclusion dans la paraffine.

Deux jours après, le malade a des abcès tubéreux de l'aisselle gauche

Observation XII (Personnelle)

C... Léonard, âgé de 27 ans, mégissier.

Sa mère est morte de maladie inconnue. Son père est vivant et actuellement en bonne santé. Il a des frères et des sœurs qui sont également bien portants.

Il n'a jamais été malade, et exerce la profession de mégissier depuis quatorze ans. Dans ce laps de temps, il a eu, dit-il, des centaines de pigeonneaux. Sans rechercher quelle part d'exagération il peut y avoir dans les affirmations de cet homme, on peut admettre que chez lui cet accident s'est répété très souvent. Il est maigre, brun, d'aspect nerveux ; sa peau ne paraît pas à première vue si fine et si délicate qu'on puisse expliquer par la susceptibilité spéciale à une peau de ce genre la fréquence considérable de ces lésions.

Il nous raconte que le lendemain de ses débuts comme apprenti mégissier, il a eu un pigeonneau accompagné d'une « prise de chaux ». C'est, d'après les gens du métier, une sorte de panaris qui évoluerait de la façon suivante : une parcelle de chaux se serait introduite et enfermée sous la peau au niveau d'un pigeonneau qui commence, par-dessus la cicatrisation se ferait, et la chaux mordrait en dessous les tissus. Il nous semble plutôt qu'il s'agit là d'une infection secondaire due à la pénétration de microbes banaux. Nous n'avons pas eu l'occasion de rencontrer cet accident cutané.

Quand nous voyons cet ouvrier qui habituellement est rogneur dans l'usine où il travaille actuellement, il est porteur de deux pigeonneaux. Disons de suite que dans cette usine, le rognage ne se fait pas au chevalet, mais sur des tables, et les mains sont garanties par des gants en caoutchouc.

Le premier pigeonneau est situé à la face palmaire du pouce de la main droite, presque dans le pli articulaire de la 1re et de la 2e phalange.

L'ulcération date de 24 heures ; elle n'a pas une forme circulaire ; elle est plutôt irrégulièrement elliptique, à grand axe parallèle à la direction du pli articulaire, et rappelle l'aspect d'une entrée de serrure. On dirait qu'elle résulte de la fusion de deux pigeonneaux, l'un, le plus grand situé en dehors, l'autre plus petit, situé en dedans.

Mais cet ouvrier, qui porte, comme nous l'avons déjà dit, des gants dans son travail, n'a pas remarqué si dès le début il y a eu deux lésions très voisines qui se sont confondues. Il s'est simplement aperçu au moment où il a ressenti la cuisson si vive et si caractéristique du pigeonneau que son gant était percé à ce niveau, et c'est tout.

L'ulcération mesure environ 6 millimètres dans son grand diamètre, 3 dans son petit. Les bords sont réguliers, taillés à pic, le fond est rouge et saigne à la moindre pression.

Le deuxième pigeonneau n'est pas, à proprement parler, encore constitué. Il siège à la pulpe de l'annulaire de la même main, plutôt vers le côté interne du doigt que sur la ligne médiane. Il est tout à fait au début, puisque l'épiderme n'est pas encore entièrement corrodé ; il est usé comme à la pierre ponce sur une surface circulaire ayant à peu près 3 millimètres et demi de diamètre, qui forme une sorte de méplat, à peine visible sur la photographie que nous avons prise et que nous n'avons pas pu faire reproduire à notre gré. Au centre de ce méplat se voit un point d'un rouge vif formé par la papille du derme dont la couleur transparaît au travers de l'épiderme aminci.

Tout autour de ce point, on remarque une légère auréole rosée, d'une largeur de 1 mill. environ, dont la couleur va se fondre avec celle du reste de la peau. Pas de douleur bien nette, rien qu'une sensibilité plus grande à ce niveau.

Cette lésion date de quelques heures à peine, c'est jusqu'à présent l'aspect le plus jeune du pigeonneau que nous ayons pu observer.

Nous demandons à voir les gants de cet homme, et nous remarquons au pouce gauche un petit trou par lequel l'eau de chaux d'imbibition aura pu s'introduire et provoquer le pigeonneau.

L'ouvrier s'en retourne à son travail. Au bout de dix minutes ou un quart d'heure, tandis que nous rédigeons quelques notes techniques dues à la bienveillante obligeance du directeur de l'usine, l'ouvrier revient nous présenter son doigt. Pour nous être agréable, et nous montrer comment le pigeonneau se développe, il a continué son travail sans gants, et sans chercher à se préserver en enduisant son doigt de goudron.

Au point où tout à l'heure on devinait la papille sous l'épiderme aminci, existe un petit trou circulaire gros comme une grosse tête d'épingle. L'épiderme a disparu, la papille est à nu, saigne assez fort. Tout autour de la lésion règne une mince collerette formée par le bord libre aminci de l'épiderme. Lorsqu'on déterge soigneusement la petite ulcération qui vient de se produire, cette collerette tranche par sa couleur plus pâle sur le

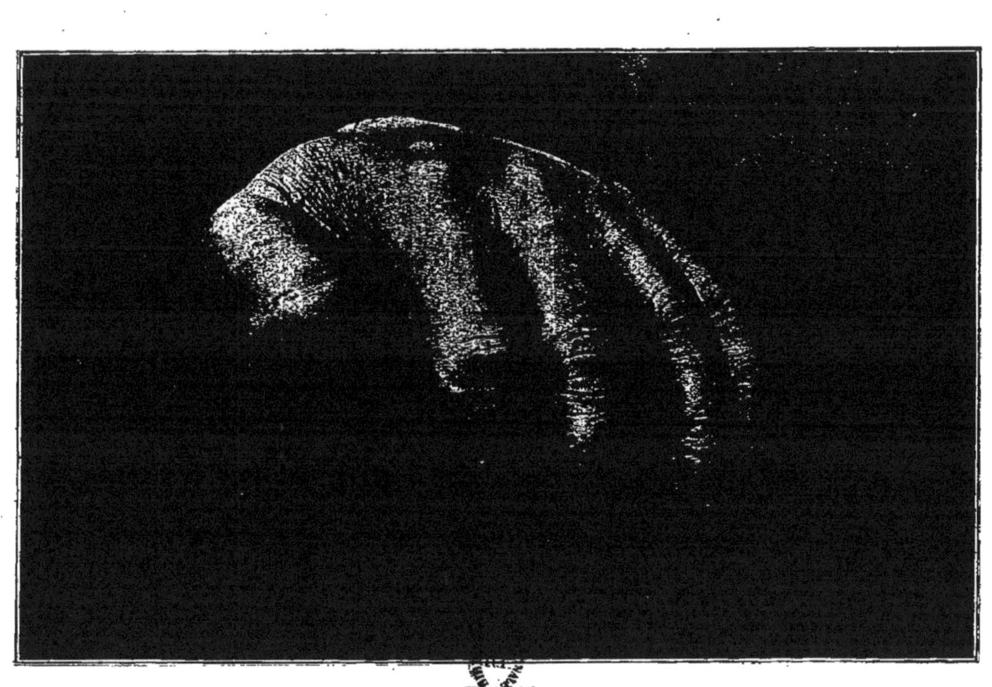

Fig. 14

fond rouge vif de la papille, l'ensemble présente l'aspect d'un œil d'oiseau.

Malgré notre bonne volonté, nous n'avons pas pu en prendre une photographie, le sang venant à chaque instant masquer la délicatesse des détails à peine perceptibles de cette lésion commençante, qui n'a d'ailleurs pas évolué davantage, l'ouvrier ayant enduit son doigt de goudron, et remis des gants neufs.

Guérison du pigeonneau du pouce en 6 jours.

Observation XIII (personnelle).

A... Christophe, âgé de 19 ans. Mégissier.

Son père et sa mère sont morts de maladies inconnues.

Il a des frères et des sœurs qui se portent bien habituellement.

Il n'a jamais été gravement malade, et sauf quelques petites affections bénignes de la première enfance, il n'y a rien de particulier à signaler dans ses antécédents.

Il est mégissier depuis trois mois, et travaille aux pelains et au chevalet; dès le premier jour il a eu un pigeonneau qui a pris de suite un caractère de gravité tout particulier.

La lésion siégeait à la face dorsale du médius de la main droite, juste sur le pli de l'articulation de la phalangette avec la phalangine.

D'après ce que cet ouvrier a observé lui-même, ce pigonneau a débuté par une petite érosion de forme à peu près circulaire, déjà assez profonde lorsqu'il s'est aperçu de son existence, et très douloureuse.

Surmontant la gêne considérable causée par cette ulcération, il continua son travail, sans gants, pour s'habituer, dit-il, le doigt seulement protégé par un enduit de goudron.

Quelques jours après le début, il était obligé de s'arrêter ou plutôt de se livrer à un autre travail dans l'usine, la douleur devenant insupportable. L'ulcération avait gagné en largeur et profondeur malgré le goudron ; tout autour des bords dont il n'a pas remarqué la forme, il y avait un bourrelet enflammé, dur et très douloureux.

Au bout de deux ou trois jours de repos, il reprend son travail, et est employé à sortir les peaux des pelains. Malgré les gants en caoutchouc qui lui protègent les mains le pigeonneau se creuse de plus en plus et atteint l'os, dit-il.

La douleur et la gêne sont telles qu'il ne peut presque pas fermer la main, les autres doigts lui semblent raides et il quitte son travail pendant quelques jours. Enfin, au bout d'un mois, avec des alternatives de repos et de travail, la guérison survient. Il reste une cicatrice rosée, plus colorée que le reste de la peau de la main ; cette cicatrice est surélevée, on en sent le relief quand on passe légèrement le doigt dessus, et elle paraît légèrement gaufrée. Elle a environ la grandeur d'une pièce de 20 centimes en argent, à peu près 8 millimètres de diamètre, et presque circulaire.

Sur cette cicatrice on remarque trois vésicules qui semblent vides de leur contenu, les bords un peu blanchâtres, comme macérés, le fond rouge avec de la tendance à saigner facilement. Ces vésicules, ou supposées telles, sont presque confluentes : ce sont des pigeonneaux au début. La douleur est déjà sensible ; l'ouvrier craignant de voir cet accident s'aggraver s'enduit le doigt de gras de lard et porte des gants. Il se repose pendant deux jours chez lui et revient guéri ou à peu près.

Cet homme paraît transpirer très facilement des mains ; il porte plusieurs petits papillomes sur la face dorsale du pouce, à la main droite.

Observation XIV (personnelle).

Joseph J..., âgé de 24 ans, apprenti mégissier depuis huit jours seulement.

Son père et sa mère sont bien portants ; ils ont eu sept en-

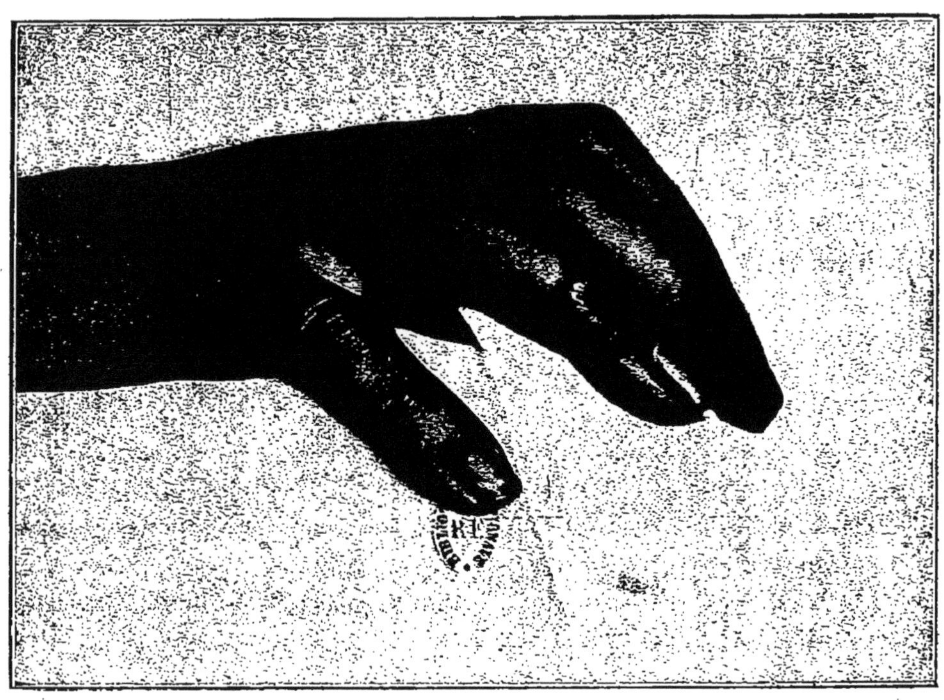

Fig. 15

fants sur lesquels ils n'en ont plus que deux : l'aîné âgé de 41 ans et notre malade qui a 24 ans.

Il n'a jamais eu de maladie sérieuse et est, de son état, ouvrier imprimeur. Sans travail depuis quelque temps, il a trouvé à s'embaucher dans une grande mégisserie dans laquelle les peaux, au sortir des pelains. sont ébourrées et écharnées à la machine.

Quand elles sortent de ces machines, on les ramasse avec des grandes pinces ou crocs de pelanage, et on les met dans une grande cuve pleine d'eau claire où on les rince en les agitant. On répète cette opération quatre ou cinq fois dans la journée, puis on les étend sur des chevalets.

C'est à ce travail que notre homme est occupé : pendant un jour et demi il a travaillé sans gants, et le lendemain il avait des ulcérations multiples des mains. Il a continué pendant un jour encore à travailler sans gants malgré la recommandation qu'on lui avait faite d'en mettre, mais le lendemain les douleurs qu'il ressentait étaient si vives qu'il a dû suivre le conseil qu'on lui avait donné, et qu'il voulait même abandonner son travail.

Quand nous le voyons, il a trois pigeonneaux en activité à la main droite et six au début à la main gauche.

1° *Main droite* (fig. 15).

Celui de l'annulaire siège à la face dorsale du doigt vers le haut de la 2e phalange au niveau de son articulation avec la troisième.

Il a une forme plutôt ovalaire à grand axe un peu oblique par rapport à l'axe du doigt. Son grand diamètre mesure 6 millimètres et le petit diamètre 4 mm 1/2 environ.

L'ulcération n'est pas très profonde, un millimètre 1/2 à peine ; les bords sont taillés à pic, le fond est rougeâtre, sanguinolent, avec au milieu une croûte d'un gris noirâtre.

Autour de la lésion règne un bourrelet pas très surélevé au-dessus des tissus environnants ; ce bourrelet est lisse, rose, infiltré et adhère aux tissus sous-jacents. Le diamètre total de la lésion y compris les bords du bourrelet mesure 12 millimètres environ.

2° Celui du petit doigt siège à la face dorsale, juste sur l'articulation de la 2e avec la 3e phalange. Il est circulaire, plus petit que le précédent dont il présente les caractères, mais il est un peu plus profond.

3° Au dos de la main vers la tête du troisième métacarpien se trouve un autre pigeonneau moins développé que les deux précédents.

Il est ovalaire, mesure 4 millimètres de long sur 2 de large, a aussi ses bords taillés à pic, un fond rougeâtre avec une croûte noirâtre centrale et un bourrelet moins accentué que dans les deux autres.

La main gauche nous montre les lésions suivantes :

Au pouce, à la face palmaire de la première phalange, deux pigeonneaux au début, juxtaposés, sans les caractères si souvent notés ; ce sont deux petites ulcérations grosses comme un grain de chènevis.

Au médius, il y en a un presque au milieu de la face dorsale de la deuxième phalange, gros comme un fort grain de millet.

A l'annulaire, on en voit deux au début à la face dorsale de l'articulation de la 1re avec la 2e phalange, et un au milieu de la face palmaire de la première phalange.

Toutes ces lésions sont à peu près contemporaines ; celles de la main droite datent de six jours, celles de la main gauche de trois jours seulement. Elles sont très douloureuses, et causent au malade un peu de fièvre et d'insomnie.

Observation XV (personnelle).

Pigeonneau chez une blanchisseuse.

Veuve R... Célina, âgée de 49 ans, blanchisseuse.

Rien dans ses antécédents héréditaires.

Elle a de la bronchite chronique et est très fortement éthylique.

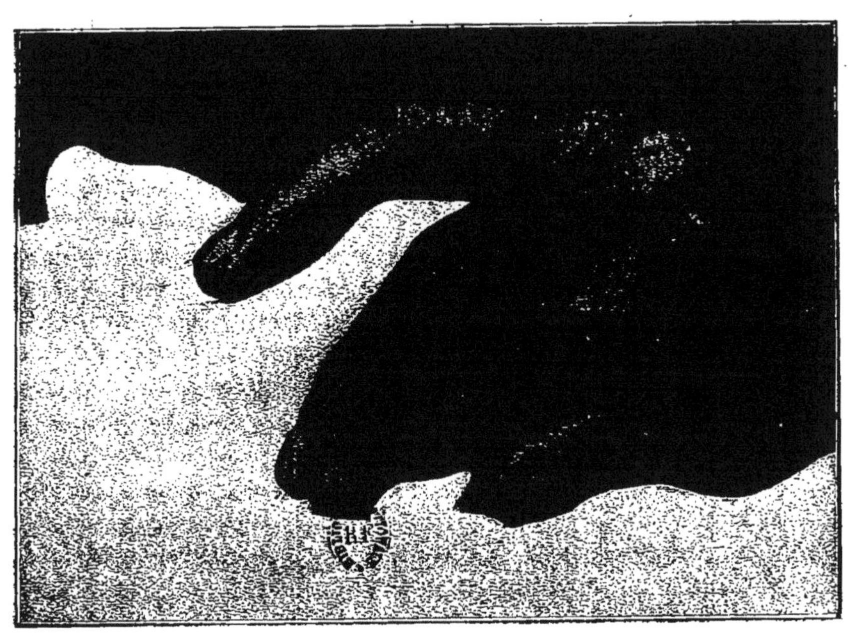

Fig. 16

Cette malade vient à la consultation de l'hôpital Broca-Pascal, pour un ulcère variqueux de la jambe droite et un eczéma professionnel accompagné de fortes lésions de grattage sur le dos des mains et sur les avant bras. Elle porte en outre à la face interne de la première phalange de l'annulaire de la main droite une ulcération qui rappelle exactement le pigeonneau, fig. 16.

C'est en effet une ulcération cratériforme, circulaire, à bords nets, taillés à pic tombant droit sur un fond muni d'une sorte de croûte cicatricielle noirâtre. Autour de la lésion règne un bourrelet un peu moins prononcé que ceux observés par nous dans les pigeonneaux typiques, mais l'analogie est frappante néanmoins. L'ulcération avec son bourrelet mesure environ 6 à 7 millimètres de diamètre ; elle est douloureuse à la pression, et cause à la malade des démangeaisons insupportables.

Cette ulcération nous paraît avoir eu pour point de départ une petite lésion d'eczéma écorchée, sur laquelle s'est exercée l'action lente d'un caustique faible comme l'eau de Javelle et le carbonate de potasse étendu d'eau, combinée avec la pression réciproque des doigts dans l'action de laver.

Cette lésion a débuté il y a environ quinze jours, quand nous la voyons, et elle ne paraît pas évoluer vers la guérison, la malade n'ayant interrompu son travail que peu de temps durant cet intervalle.

Pigeonneau chez un ouvrier brunisseur en orfèvrerie de ruolz.

Ulcérations professionnelles multiples des mains (1).
par Arthur Hall (2).

Le cas suivant présente certaines particularités intéressantes, et mérite à mon avis d'être rapporté.

(1) Cas présenté et décrit devant la Société médico-chirurgicale de Sheffield, avril 1901.

(2) HALL (Arthur). — *Loc. cit.*

Un homme âgé de 62 ans vint me consulter en avril 1901 pour une pénible éruption des mains et des bras qui durait depuis dix ans environ avec des alternatives d'exacerbation et de calme. C'était une hyperémie générale des doigts, du dos des mains et des avant-bras, accompagnée de rudesse, de sécheresse de la peau et d'une fine desquamation furfuracée. Il existait aussi des crevasses et des gerçures variées au niveau des articulations et sur le dos des mains.

Mais le trait le plus saillant de cette affection était la présence de quelques ulcères isolés siégeant à différents endroits des doigts des deux mains, les uns à la face dorsale de la dernière articulation, les autres sur les crevasses de la peau. Ces ulcères faisaient leur apparition à différentes places et tantôt avaient guéri après une durée de quelques semaines, tantôt s'étaient agrandis lentement sans aucune tendance à la guérison. Leur grandeur variait de la dimension d'un pois cassé à celle d'une pièce de six pence et même davantage ; peu profonds, avec des bords minces et lisses, entourés d'une base jaunâtre indurée, ils étaient douloureux. Ce malade me dit qu'il avait travaillé toute sa vie en qualité de brunisseur d'orfèvrerie en ruolz et que, jusqu'à l'apparition de cette affection, c'est-à-dire dix ans auparavant, jamais il n'avait été malade d'aucune façon. Son métier consiste à polir les objets d'orfèvrerie en ruolz sur une petite roue animée d'un mouvement de rotation, au moyen de chaux réduite en poudre fine. Cette chaux est mélangée avec une petite quantité d'huile d'olive jusqu'à ce qu'elle forme une poudre impalpable qui adhère très intimement à la peau.

SYMPTOMES

D'après les observations que l'on vient de lire, il nous semble que chez les tanneurs, mégissiers, teinturiers en peaux (disons aussi chez les brunisseurs en orfèvrerie de ruolz, chez les blanchisseuses, chez les maçons, les plâtriers et sans doute chez d'autres ouvriers placés dans des conditions analogues), le pigeonneau, ou ulcération professionnelle des mains, se présente avec des caractères objectifs qui permettent de le différencier au début, mais qui tendent à se confondre pour ne plus donner à la période d'état qu'une lésion d'un type unique, sauf quelques variantes, ou plutôt quelques points de détail qui diffèrent pour des raisons que nous donnerons dans le cours de cette étude.

Début. — L'aspect du pigeonneau au début varie suivant le siège et suivant les spécialités des ouvriers qui en sont atteints.

C'est ainsi que dans les pigeonneaux de *la pulpe des doigts*, tout à fait au début, avant même que la lésion ne soit constituée pour ainsi dire, voici ce qu'on observe. La couche cornée de l'épiderme a disparu, elle a été comme usée à la pierre ponce ; à sa place, sur une surface circulaire large de 3 à 4 millimètres à peine se voit un méplat d'une couleur plus tendre et plus transparente que celle de la peau environnante. Au centre de ce méplat on remarque un point d'un rouge vif formé par une papille dont la couleur transparaît au travers de l'épiderme aminci ; tout autour de ce point règne une légère auréole rosée, d'un millimètre de longueur environ, dont la couleur va se fondre avec celle du reste de la peau.

Que l'action se prolonge, comme le disent Pécholier et Saint-Pierre (1), les papilles du derme sont mises à nu dans des points très circonscrits, et peuvent même être ulcérées dans leurs couches les plus superficielles : autour de ce point rouge vif, saignant, gros comme une tête d'épingle, apparaît un petit cercle blanchâtre, d'un diamètre double ou triple qui est le rebord de l'épiderme déjà détaché du derme. Un troisième cercle plus étroit et dont les limites varient suivant l'intensité du mal, se présente avec une rougeur diffuse indice d'une légère inflammation.

A un stade plus avancé, c'est un petit pertuis que l'on dirait percé avec un poinçon ; le fond est saignant, les bords blanchâtres sont entourés d'une auréole d'un rouge plus ou moins vif ; quelquefois ce bord est comme éversé au dehors, et il est formé d'une série de stratifications concentriques d'épiderme desquamé et macéré.

A la face dorsale des doigts, au milieu des phalanges,

(1) Pécholier et Saint-Pierre. — *Loc. cit.*

l'aspect diffère un peu, c'est un simple point d'érosion rougeâtre qui saigne et qui ressemble à s'y méprendre à une vésiculo-papule vide de son contenu.

A la face interne des doigts, l'aspect est sensiblement le même qu'à la face dorsale, mais il nous a semblé que de deux pigeonneaux contemporains, celui de la face interne était plus creux que celui de la face dorsale des doigts.

Aux plis de flexion, qu'ils soient à la face dorsale ou à la face palmaire, les pigeonneaux ont des caractères objectifs qui sont sensiblement les mêmes. Ils empruntent leur figure aux crevasses ou aux gerçures sur lesquelles ils se développent ; c'est-à-dire que d'abord ils sont linéaires pour ainsi dire, profondément situés, plus ou moins longs suivant la longueur de la gerçure, avec des bords éversés en dedans à l'inverse de ceux de la face dorsale des doigts, et qui sont formés par les arêtes saillantes de la portion d'épiderme qui a éclaté. Sous l'action lente du caustique, la crevasse s'ulcère en son milieu plus qu'aux extrémités qui s'arrondissent, et un pigeonneau de forme ovalaire est constitué. Ces derniers sont quelquefois produits par la fusion de deux petits pigeonneaux tangents.

Au dos de la main, c'est la forme tubéreuse qui domine ; on dirait qu'il s'est formé d'abord une sorte de durillon ulcéré ultérieurement sur un point très petit.

A la paume de la main, c'est la forme des pigeonneaux de la pulpe des doigts.

PÉRIODE D'ÉTAT. — *A la période d'état* son aspect est

des plus caractéristiques : c'est une ulcération cratériforme, plus ou moins considérable, de forme plus souvent circulaire quand il siège autre part qu'aux plis de flexions des articulations des doigts, et ayant habituellement de deux millimètres à un centimètre de diamètre. Quelquefois il est ovalaire ; dans ce cas, c'est presque toujours une crevasse ou une érosion linéaire qui en a été le point de départ, et les diamètres de l'ulcération varient à peu près dans les limites que nous venons d'indiquer.

Les *bords* de l'ulcération sont constitués le plus souvent par un bourrelet lisse et luisant, de coloration rouge ou rosée, quelquefois jaunâtre ou blanche, épais de deux à trois millimètres , large d'autant au delà duquel existe une zone inflammatoire et œdématiée plus ou moins étendue suivant les cas. Ce bourrelet est formé par les tissus épaissis, indurés ; quand on cherche à mobiliser la lésion entre les doigts, très souvent il semble qu'elle fait corps avec les parties profondes, qu'elle adhère au périoste sous-jacent. Cette disposition n'existe nettement que chez les teinturières en peaux que nous avons observées ; il s'agit là évidemment d'une périostite traumatique consécutive au pigeonneau, causée par l'action combinée des caustiques et du frottement. Quelquefois la limite entre le bourrelet et la zone plus ou moins inflammatoire qui l'entoure est marquée par un fin soulèvement épidermique en forme de collerette qui n'est pas constant mais que nous avons noté bien des fois. Quand on considère la lésion dans son ensemble, dans les cas anciens où le bourrelet et la tuméfaction environnante sont très accentués, elle apparaît comme un « *oignon* » une tubérosité ulcérée en son milieu. Cet aspect est très net sur la fig. 5.

L'ulcération d'ailleurs est assez caractéristique; le plus souvent elle est taillée à l'emporte-pièce, et les bords abrupts, viennent tomber à pic sur le fond du pigeonneau. D'autres fois ces bords paraissent décollés, mais ce n'est là qu'une apparence comme on pourra s'en rendre compte par l'anatomie pathologique; le pigeonneau qui nous a servi pour faire nos coupes présentait en effet cet aspect que nous avons retrouvé plusieurs fois. Dans ces cas, les bords sont constitués par un petit talus en pente douce qui vient tomber tout droit sur une sorte de liséré, ou plutôt de corniche circulaire formée par du tissu corné, et qui est continue ou déchiquetée. On conçoit alors qu'en mobilisant les bords, ils semblent creusés en caverne, décollés. La profondeur de l'ulcération varie de 1 à 5 millimètres environ.

Selon la période de l'évolution, *le fond* est grisâtre et sanieux, rouge et granuleux; souvent il est comblé à peu près complètement par une croûtelle noirâtre dure, ayant à peu près la forme d'une lentille enchâssée profondément entre les bords formant bourrelet que nous avons décrits plus haut. M. le docteur Brocq fait remarquer la vague ressemblance que présente la lésion ainsi constituée avec un œil d'oiseau, ce qui expliquerait le nom de pigeonneau ; cela est fort exact, ainsi qu'on peut le reconnaître sur la belle photographie de M. le docteur Sottas (fig. 3), mais il faut savoir que ce sont les mégissiers et les tanneurs qui, plus exposés que quiconque, ont donné le nom à cette lésion, et que chez eux elle a rarement un aspect aussi typique. Quoi qu'il en soit, cette explication de l'étymologie des noms de pigeonneau, de rossignol, tourtereau, perdreau qu'on a, suivant les localités, donnés à la lésion, nous paraît beaucoup plus plausible que celle donnée par Armieux. Pour cet auteur en effet, et pour d'autres qui l'ont sans doute répétée d'après lui, ce nom aurait été donné par les ouvriers à cette ulcération, à cause des douleurs atroces qu'elle occasionne et qui « *les font chanter* ».

Comme à M. le docteur Brocq, cette étymologie nous paraît très risquée, et nous préférons de beaucoup la première.

L'aspect du pigeonneau varie suivant le siège qu'il occupe; ainsi la description que nous venons d'en donner s'applique à celui de la face dorsale et des faces internes des doigts; mais quand il se montre à la pulpe des doigts, ce qui est très fréquent chez les ouvriers tanneurs ou mégissiers qui font le travail de rivière et qui rognent au chevalet, il emprunte aux tissus au milieu desquels il se développe une physionomie un peu différente qui a été bien observée par Layet ainsi que par Pécholier et Saint-Pierre. Il apparaît alors comme une ulcération de dimensions variables, presque toujours circulaire, à bords taillés à pic, sans bourrelet d'induration périphérique, formant comme la piste d'un cirque dont les gradins seraient représentés par les couches concentriques d'épiderme macéré et desquamé qu'on observe sur la fig. 9 représentant une localisation très rare du pigeonneau, ainsi que sur la fig. 11. Le fond rougeâtre ou foncé de l'ulcération se détachant au milieu des couches concentriques, blanchâtres, de l'épiderme macéré, rappelle l'aspect d'un *œil d'oiseau*, ce qui expliquerait, comme le dit Layet et comme nous le pensons avec M. Brocq, les noms plus ou moins baroques d'oiseau qu'on a donnés à cette ulcération.

Quoi qu'il en soit de ces différents aspects, c'est toujours la même lésion, et les phénomènes douloureux éprouvés par les patients, que ce soient des tanneurs, des mégissiers, ou des teinturiers sont absolument comparables. Tantôt modérés, ils permettent à l'ouvrier son travail journalier, tantôt extrêmement pénibles, principalement dans les pigeonneaux de la pulpe des doigts si richement innervée, ils arrivent à une intensité telle que l'ouvrier doit quitter son travail. Pendant la nuit ces malades sont en proie à des élancements atroces qui empêchent tout sommeil, et au matin les doigts raidis par la douleur se refusent à tout mouvement, si bien que ces malheureux sont souvent obligés de recourir à l'assistance d'autrui pour les besoins les plus courants de la vie journalière.

L'intensité même de la douleur constitue presque, on pourrait dire, un avantage, car, obligeant les ouvriers au repos, la guérison se produit plus vite. Il n'en est pas de même chez les teinturières; la douleur, plus supportable au début du mal, le siège différent de celui-ci, ne les obligent que rarement à interrompre leur travail et le traumatisme presque incessant auquel leurs mains sont soumises et dont nous parlerons tout à l'heure, combiné avec l'action lente et progressive des caustiques qu'elles manient toute la journée, suffisent à expliquer la transformation des érosions du début en ces larges et profondes ulcérations dont nous montrons ici des figures, si rebelles souvent qu'elles mettent des mois à se cicatriser, et qu'elles laissent souvent même à leur suite des infirmités durables (fig. 7). A la période de déclin, les douleurs se transforment en des démangeaisons presque aussi pénibles.

Mode de début. — Comment ces ulcérations débutent-elles? Ici, on nous saura gré de citer M. le docteur Brocq, après la description magistrale duquel il ne reste plus rien à dire.

« Le mode de début de ces lésions est tout ce qu'il y a de plus banal. Tant que l'épiderme corné des mains reste intact, les teinturières (et nous ajoutons les tanneurs et les mégissiers) ne présentent aucun accident. Dès que sous une influence quelconque, écorchure (voir obs X), traumatisme accidentel (écharde de bois dans la paume de la main, fig. 9), gerçure ou crevasse survenue sous l'influence du froid ou du contact prolongé de l'eau etc., l'épiderme a été enlevé ou s'est fissuré, la lame cornée ne protégeant plus les tissus sous-jacents au point blessé, les substances caustiques que manient les ouvrières exercent leur action destructive sur les tissus et agissent comme le font les caustiques ordinaires, quelle qu'en soit la nature, bases, acides, arsenicaux, etc. Ce sont donc des cautérisations destructives, lentes, continuelles, qui s'exercent sur les téguments dénudés, et l'on ne pourrait mieux comparer ce processus qu'à celui de l'ulcère simple de l'estomac. Cette pathogénie explique tout naturellement : 1° le mode de début par une fissure, une crevasse, une écorchure banales ; 2o le mode d'évolution de la lésion qui s'élargit et s'approfondit graduellement tant que le malade continue à travailler, ou qu'il ne protège pas hermétiquement le point atteint; 3° l'aspect si particulier de la plaie, ses bords taillés à pic, son bourrelet périphérique d'inflammation et de destruction commençante, etc.; 4° elle permet enfin d'expliquer pourquoi le pigeonneau est, pour ainsi dire, identique d'aspect aux ulcérations arsenicales des mains.

« En réalité, dans toutes ces lésions, il s'agit de processus morbides analogues, ou mieux, d'une destruction caustique, lente, banale des téguments, dépourvus, pour une cause quelconque, de leur revêtement cutané. »

« EVOLUTION, TERMINAISON. — D'après tout ce qui précède, il est facile de comprendre que le pigeonneau ne peut pas guérir tant que les malades continuent à manier les substances irritantes, causes de l'ulcération, à moins qu'ils ne protègent la plaie de leur contact d'une manière hermétique.

« La lésion continue donc à s'étendre lentement en surface et même en profondeur jusqu'aux aponévroses, jusqu'au périoste, tant que le sujet travaille. C'est ainsi que l'on voit se former chez certaines teinturières des pertes de substance considérables de 1 à 2 centimètres de diamètre et même plus, comme celle dont la malade qui fait l'objet de l'observation II porte la profonde cicatrice sur la face dorsale de la deuxième et de la troisième phalange de l'index. Cette ulcération a duré plusieurs mois. Elle avait plus de 3 centimètres de long; elle a intéressé la matrice unguéale, déterminé une déformation indélébile de l'ongle et une cicatrice vicieuse rétractile de toute la partie terminale de la face dorsale de ce doigt. On voit donc que ces lésions peuvent avoir une réelle gravité et entraîner une longue incapacité de travail manuel.

Dès que le malade est soustrait à l'action locale des substances irritantes qu'il manie, les plaies formées tendent naturellement à se cicatriser.

Il est inutile de dire qu'elles le font d'autant plus vite et avec d'autant moins de complications qu'elles sont mieux pansées d'après les règles banales du traitement des ulcérations cutanées. Le bourrelet périphérique persiste parfois pendant un certain temps après la cicatrisation, donnant à la lésion cicatrisée un aspect très spécial et pour ainsi dire pathognomonique. » (Brocq et Laubry.)

Le pigeonneau que les anciens auteurs ont décrit chez les mégissiers, les tanneurs, enfin chez tous les ouvriers qui font le travail de rivière, ne semble pas avoir les mêmes caractères de gravité que celui des teinturières en peaux.

Pour ces auteurs, ce serait une petite ulcération, très douloureuse il est vrai, mais peu profonde, peu durable, et qui guérirait en quelques jours. Serait-ce donc une autre entité morbide, ou plutôt un stade moins avancé de cette lésion? Pour nous, il n'en est rien, et les pigeonneaux sont identiques dans les deux cas. Prenons par exemple celui de la fig. 15, observ. XIV.

C'est un pigeonneau survenu en moins de huit jours chez un apprenti dont l'unique travail consiste à étendre des peaux sur un chevalet, donc simple frottement sur le dos de la jointure du doigt, macération, usure de la lame cornée et action caustique. Dès que la douleur a été vive, cet homme a mis des gants ; mais supposons qu'au lieu de se livrer à ce travail il rogne les peaux sur le chevalet, ou mieux sur une table, comme le malade de l'observation IX, fig. 12, qui travaillait avec des gants ; il aura une lésion en tous points identique. D'ailleurs, comme nous le verrons tout à l'heure, la pathogénie des deux lésions est absolument la même. La seule différence, c'est que les ouvriers tanneurs ou mégissiers, n'étant pas spécialisés dans chaque opération de leur métier, sont détachés, par leurs patrons, dès qu'ils sont atteints un peu sérieusement, à des postes où ils sont moins exposés au pigeonneau, et où leurs mains n'ayant plus à faire le même geste ne sont plus traumatisées au même endroit. Ils peuvent d'ailleurs dans la plupart des cas se servir de gants, autant de causes qui favorisent la guérison, tandis que les teinturières sont toujours obligées de faire la même chose; puiser l'apprêt, les colorants, d'une main, brosser de l'autre, ce qui soumet leurs mains toujours aux mêmes traumatismes, car nous verrons tout à l'heure que c'est le traumatisme professionnel qui est la cause favorisante de l'ulcération. Ces ouvrières sont d'ailleurs réfractaires à l'usage des gants ; nulle part, en effet, nous ne leur en avons vu aux mains, et quand on leur en demande la raison, elles répondent, non pas comme les ouvriers que voyait Armieux : « ce n'est pas l'habitude », mais elles nous disent : « cela nous empêtre les mains, nous sommes moins vives dans notre travail, et dame ! comme nous sommes à nos pièces, nous aimons mieux aller plus vite, et risquer le pigeonneau. » Singulier raisonnement que celui qui fait négliger les mesures prophylactiques les plus simples pour laisser s'éterniser une lésion qui pourrait guérir aussi rapidement que celles des mégissiers et des tanneurs. Le pigeonneau de ces derniers, quand il est soigné dès le début, dure en hiver une quinzaine de jours ; s'il a été tant soit peu négligé, il prend un caractère plus grave et demande alors quelquefois un mois pour arriver à la guérison complète, souvent même il nécessite le repos absolu.

En été, ces délais sont réduits au moins de moitié.

Chez les teinturières la durée de cette affection varie plus encore : tandis que nous en avons vu dont les pigeonneaux avaient guéri en l'espace de trois semaines à un mois sans interruption de travail, nous avons noté chez d'autres de véritables états chroniques, puisque dans les cas auxquels nous faisons allusion le pigeonneau avait duré quatre, cinq et même six mois.

Il est inutile de dire que de pareilles différences dans la durée d'une affection cutanée ont une répercussion différente sur l'état de la peau *in situ* après guérison. Ainsi tandis que les pigeonneaux bénins, ou ceux qui sont traités promptement, guérissent sans cicatrice, ceux qui « creusent », qui durent longtemps, laissent une cicatrice, presque toujours la même.

« C'est, disent Pécholier et Saint-Pierre, tantôt une très mince arête blanchâtre de 2 ou 3 millimètres de longueur, tantôt une dépression analogue à un coup d'ongle ; on pourrait la confondre avec les petites lignes de la main si elle n'avait pas de dimensions en longueur plus petites, et si elle n'était pas dirigée souvent dans un sens non parallèle à celui des lignes du même point. »

D'autres fois c'est une dépression circulaire ou ovalaire blanche, lisse et gaufrée, semblable en tous points à une cicatrice de pustule variolique ; la fig. 4 montre au pouce et à l'index des cicatrices de ce genre. D'autres fois encore, mais plus rarement, la cicatrice est en relief au lieu d'être imprimée dans la peau, et dans ces cas, nous lui avons trouvé la forme dite en enveloppe de lettre, c'est-à-dire la forme d'un vague parallélogramme de coloration plus rosée que celle des téguments environnants, avec de minces arêtes plus pâles partant plus ou moins des angles du parallélogramme pour converger au centre. Cet aspect assez rare d'ailleurs correspondait à des cicatrices jeunes.

Quelquefois la guérison s'accompagne de véritables pertes de substance, surtout dans les pigeonneaux qui siègent au niveau de la matrice ou au pourtour de l'ongle. Quelquefois aussi ces ulcérations laissent après elles des séquelles plus graves, c'est ainsi que l'on a pu observer des infections secondaires sous forme de tourniole, de panaris, même de phlegmons profonds des mains, et consécutivement à tout cela, des cicatrices avec brides douloureuses ou des attitudes vicieuses, comme chez la malade de l'observation VI (fig. 7) dont la phalangette du petit doigt est ankylosée en demi-flexion à la suite d'une complication de ce genre. Cependant ces infections secondaires paraissent être l'exception si nous en croyons ce que nous avons vu et entendu.. Et a priori cela semble presque obligatoire qu'il en soit ainsi car les mordants employés par les teinturiers, les solutions épilatoires utilisées par les mégissiers doivent exercer à cause de leur causticité même une action curatrice sur l'élément microbien presque sûrement banal qui pourrait se trouver dans la lésion. C'est même cette réflexion qui nous a empêché de faire la bactériologie du pigeonneau, persuadé d'avance que nous ne trouverions rien que de banal au point de vue microbien.

Localisation. Fréquence. — Malgré le nombre considérable de pigeonneaux que nous avons vus, nous avouons qu'il nous est bien difficile de faire une statistique un peu exacte à ce point de vue. Ainsi prenons un exemple : Voici deux ouvriers mégissiers qui font exactement le même travail, ils rognent au chevalet ; ils ont l'un un pigeonneau de la pulpe, l'autre un pigeonneau de la face dorsale du doigt. Pourquoi cette différence de siège chez deux individus qui doivent vraisemblablement travailler d'une façon identique ? Simplement parce que suivant la grandeur et par conséquent le poids des peaux qu'ils manient, ils les saisissent de façon différente. Ainsi le premier a des peaux petites ou moyennes, légères, qu'il prend du bout des doigts, l'autre des grandes peaux, lourdes en conséquence, qu'il saisit à pleines mains. Puis, comme nous l'avons déjà dit, les ouvriers mégissiers et tanneurs, ne sont pas toujours spécialisés dans leur emploi, ils se remplacent mutuellement d'où la difficulté d'une observation rigoureuse. Ces réserves une fois faites, il nous a semblé cependant que les pigeonneaux de la pulpe étaient les plus fréquents, et, dans un ordre décroissant, ceux de la face dorsale et enfin ceux de la face interne des doigts.

Chez les teinturières en peaux, il y en a un qui paraît constant et que nous avons presque toujours trouvé chez celles que nous avons pu examiner, c'est celui de l'articulation métacarpo-phalangienne du pouce de la main gauche ; viennent ensuite par ordre de fréquence ceux de la face dorsale des doigts de la main doite, puis ceux de la face dorsale des doigt de la main gauche, enfin ceux du dos de la même main dont nous n'avons observé qu'un cas.

ETIOLOGIE-PATHOGÉNIE

Ces localisations spéciales sont soumises à toute une série de conditions professionnelles, anatomiques, mécaniques, toxiques, infectieuses et diathésiques. Nous allons les examiner les unes après les autres. Si l'on veut bien se reporter au chapitre II où nous avons donné un aperçu technique des professions visées dans cette étude, on verra que chez les mégissiers, les tanneurs, les chamoiseurs qui reçoivent leurs peaux brutes, les ouvriers qui se livrent aux trois opérations de l'ébourrage, de l'écharnage et du rognage sont très exposés au pigeonneau.

Après être sorties des pelains par des ouvriers gantés de caoutchouc qui les tirent de ces cuves avec de longues pinces, les peaux sont mises en piles après avoir subi un rinçage de durée variable, après lequel elles contiennent encore soit de la chaux, soit de l'orpiment, soit du sulfhydrate de soude seuls ou mélangés. L'ouvrier qui va les travailler les saisit comme nous venons de le dire un peu plus haut soit à pleines mains la paume en dessus, soit du bout des doigts la paume en dessous.

Dans le premier cas, les articulations de la phalangine avec la phalangette portent constamment par leur face dorsale sur les peaux imbibées d'une solution plus ou moins caustique ; dans le second cas c'est la pulpe qui subit tout l'effort.

Une fois placées sur le chevalet de rivière pour subir l'une des trois opérations indiquéss ci-dessus, l'ouvrier est obligé de saisir du bout des doigts les peaux par leurs bords, minces à cet endroit le plus généralement ; elles sont humides, glissantes, et il doit serrer fort pour ne pas les laisser échapper. Il les manie ainsi à douze ou quatorze reprises différentes pour les étaler et les travailler également partout. C'est encore la pulpe des doigts qui dans ce cas est très exposée. Mais dans le maniement du couteau concave, il y a aussi traumatisme continuel des faces internes des doigts par pression réciproque des jointures l'une contre l'autre lorsque le poing est fermé sur le manche de l'outil. Pour peu que l'ouvrier n'ait pas de gants, ou bien s'il en a, et qu'ils aient la moindre déchirure, l'eau d'imbibition ne tarde pas à pénétrer entre les doigts et détermine rapidement des pigeonneaux aux points traumatisés, et cela d'autant plus aisément que dans ces conditions la macération de la peau se fait encore plus rapidement. Il suffit de regarder la différence d'aspect entre le médius très macéré et l'index, qui l'est peu, du malade de l'observation IX, fig 12, pour se rendre un compte exact de ce mécanisme.

Dans les établissements où le rognage se fait sur des tables, les ouvriers sont moins exposés aux pigeonneaux de la pulpe, mais le traumatisme continu par pression réciproque des faces internes des jointures l'une contre l'autre est encore plus accentué. Les ouvriers sont gantés de caoutchouc, et ils tiennent à pleine main le couteau avec lequel ils rognent les peaux, un simple couteau de boucher. Dans le mouvement qu'ils font pour couper la peau, l'articulation de la phalange et de la phalangine de l'index vient presser fortement contre la même articulation du médius, et si le gant a une fissure, comme c'était le cas pour le malade de l'observation IX (fig. 12), en quelques heures le pigeonneau est constitué par l'action combinée du frottement et de l'eau de chaux caustique qui imbibe les peaux, action favorisée encore par la présence du gant, qui active la macération comme nous l'avons montré quelques lignes plus haut.

Nous avons vu d'autre part dans le chapitre d'exposé technique comment travaillent les teinturières. De la main gauche elles puisent avec une sébile dans une terrine placée devant elles la quantité d'apprêt qui est à peu près nécessaire pour une peau ; elles projettent ce mordant et l'étendent sur la peau à l'aide d'une brosse à poils assez courte, semblable à une « brosse à reluire ». C'est ce geste continuel de la main gauche qui cause le pigeonneau, et voici comment : la main trempe à peu près constamment dans le mordant, et une fois sur deux à peu près, en franchissant le bord de la terrine dans laquelle elle a puisé ce mordant, l'ouvrière « attrape » ce bord avec son articulation métacarpo-phalangienne ; c'est là évidemment un traumatisme bien léger, mais sa continuité et sa fréquence sur une articulation qui macère presque constamment dans un liquide caustique, nous semblent suffisantes pour expliquer l'érosion qui sert de porte d'entrée au caustique qui vient alors exercer sa lente et progressive action destructive.

N'y a-t-il pas là quelque chose d'absolument analogue à ce qui se passe chez les marchandes de tabac dont les doigts, à force de puiser le tabac, ont des durillons à la face dorsale, lesquels sont causés par le léger traumatisme occasionné par le choc du doigt contre le rebord en marbre de l'orifice où elles plongent les mains ?

Nous avons cru pouvoir rapprocher ces deux faits pour mieux faire comprendre notre pensée, quoique les conditions du travail ne soient plus les mêmes, car outre que le mordant est plus caustique que le tabac, la première a de plus les mains constamment exposées à l'humidité, d'où macération continuelle, érosion par une cause quelconque rendue beoucoup plus facile et pigeonneau, tandis que la seconde travaille au sec, et n'a qu'un durillon.

Nous n'avons d'ailleurs pas la prétention d'expliquer dans tous les cas l'érosion primitive qui est la porte d'entrée du pigeonneau par le trausmatisme professionnel. Nous aurions contre nous l'observation si intéressante de M. le professeur Hall. Dans quelles conditions travaillait en effet son malade ? De quoi se servaient les ouvriers de la même profession ?

Nous traduisons littéralement M. le professeur Hall.

« Les ouvriers se servent de chaux provenant des fours de Conisborough dans le Yorkshire ; cette chaux est broyée en poudre fine et mélangée avec une petite quantité d'huile d'olive, sans qu'on y mette aucun autre liquide.

« Chaque ouvrier travaille à un établi avec un tas de chaux en poudre à côté de lui ; constamment il projette de la poudre nouvelle sur la pièce qu'il est en train de polir et qu'il maintient appuyée contre une petite roue tournant avec rapidité, ce qui donne le brillant à la pièce ; la chaux en poudre qui a déjà servi devient graduellement noire et contient une certaine quantité d'argent. Toute la journée, l'ouvrier a les mains couvertes d'une couche épaisse de poussière de chaux. Les étapes par lesquelles il a passé pour arriver à l'état qu'il présente actuellement me paraissent être les suivantes. Pour une raison ou pour une autre, sa peau est devenue irritable, il a eu une dermatite chronique des mains semblable aux gerçures ordinaires. Ensuite sont survenues les crevasses, les fissures habituelles dans lesquelles la poudre venant s'introduire et se mélanger à la sérosité de l'exsudation a formé une pâte humide et très faiblement caustique qui a produit un ulcère sur l'emplacement de la crevasse. Chaque jour de petites quantités de caustique frais ont pénétré dans l'ulcération ; il en résulte une destruction lente des tissus. Cette pâte caustique artificielle est extrêmement tenace. Je demandai au malade de se laver à fond les mains après son travail quotidien et de me les montrer ensuite. C'est ce qu'il fit, mais en dépit d'ablutions réitérées, chaque ulcère contenait un bouchon très visible et très tenace de chaux mélangée à la sérosité et que les lavages n'avaient pas fait disparaître. » (Prof. A. Hall.) (1)

(1) A. Hall. — *Loc. Cit.*

Il semble bien qu'il n'y ait pas ici lieu d'incriminer l'érosion par traumatisme professionnel, cependant quelques lignes plus loin, en parlant de l'immunité, l'auteur ajoute :

« La plupart des ouvriers déclarent qu'en règle générale, la poudre de chaux n'a pas d'action sur les mains, à moins toutefois qu'on n'ait *une meurtrissure* ou une coupure, auquel cas il se produit une ulcération, à moins toutefois qu'on ne la protège, ce qui amène la guérison très rapidement. Les ouvriers n'éprouvent alors par le fait que peu d'ennuis. Un homme d'un certain âge me montra sur ses mains quelques ulcères, et quoiqu'il m'affirmât que tous s'étaient développés en des endroits où il s'était meurtri lui-même, je m'imagine cependant qu'il était dans l'erreur, car il admettait que fréquemment il ne se rappelait pas s'être blessé à l'endroit où l'ulcère s'était développé, et ceux-ci étaient situés en des endroits où le traumatisme n'aurait vraisemblablement pas pu se produire. Il avait été exposé à cet inconvénient pendant des années, mais cela ne l'avait pas empêché de continuer son travail. »

On pourrait supposer qu'il s'agit là de traumatisme professionnel, et cela nous fait regretter que l'auteur n'ait pas insisté davantage sur la façon dont l'ouvrier tient sa pièce pour la polir, et comment est installée la roue sur laquelle il la polit.

Nous nous rappelons avoir vu à Londres une équipe d'ouvriers polisseurs d'aiguilles à coudre : ils travaillaient aussi à un établi sur lequel était montée une roue ou plutôt une sorte de cylindre court garni de cuir, de très faible diamètre, tournant avec une rapidité extrême autour d'un axe horizontal, parallèle au bord de l'établi. Les aiguilles étaient tenues par l'ouvrier en faisceau aplati, la pointe en avant, et appuyées sur le cuir de la roue en action qui était au préalable frotté avec de la poudre d'émeri impalpable. Pour obtenir un polissage égal, il fallait les faire rouler entre les doigts qui, dans ce mouvement, venaient quelquefois frotter contre la roue, d'où usure de la peau et érosion au bout d'un certain temps ; mais nous ne faisions pas de médecine à cette époque, et nous n'avons pas remarqué s'il y avait des ulcérations durables. Ne pourrait-on pas invoquer un mécanisme semblable pour expliquer le pigeonneau des brunisseurs en orfèvrerie de ruolz, et interpréter ce que l'ouvrier du docteur Hall appelait des meurtrissures? Mais ce ne sont là que des hypothèses, tandis que les pigeonneaux de la face dorsale des doigts de la main droite chez les teinturières s'expliquent très facilement par l'érosion provenant du traumatisme professionnel.

En effet, quand elles étendent l'apprêt ou la couleur, elles tiennent la brosse à pleine main ; dans cette position, les doigts fléchis font saillie et viennent assez souvent, même à l'insu des ouvrières, frotter la peau qu'elles brossent. Il suffit de s'essayer soi-même à répéter cette opération assez rapidement pour se convaincre de l'exactitude de notre remarque, on constatera alors que les endroits qui *portent* dans ce mouvement sont précisément ceux où se développent le plus fréquemment les pigeonneaux de la face dorsale des doigts de la main droite,

Nous avons expliqué que pour être teintes bien régulièrement, bien uniformément, sans taches plus ou moins foncées, les peaux devaient être maintenues étalées, collées même sur la table où on les travaille, afin qu'il n'y ait pas des plis ou des godets sous lesquels la couleur en s'infiltrant et en stagnant viendrait causer les taches et les fausses teintes qu'il s'agit d'éviter. La peau est tenue de la main gauche, la paume tournée vers la table, les deux premières phalanges des doigts fléchies, la dernière étendue sur les autres ; en d'autres termes, quand la main gauche étire la peau, ce sont les deuxième et troisième phalanges qui portent, par leur face dorsale, sur la table, les ongles également. Il y a là un frottement assez énergique, en tous cas très répété, d'où la localisation des pigeonneaux à cette main, et l'usure si caractéristique qui donne à l'ongle l'aspect d'un cartilage thyroïde vu de face. Les figures 1 et 5 montrent bien cette particularité.

Enfin les localisations rares du dos de la main gauche que montre la fig. 1 nous ont été bien expliquées et démontrées par la malade qui fait l'objet de cette observation. Depuis quelque temps elle teignait des peaux plus grandes que d'habitude, et devait, pour les faire tenir entièrement sur la table, les placer suivant la diagonale de celle-ci, le bras tendu. Dans cette position, le poing présentait sa face dorsale à l'angle dièdre formé par les bords surélevés de la table sur laquelle elle opère; à cause de la grandeur des peaux qu'elle maniait, elle « *manquait souvent son coup* » dans la combinaison du mouvement d'étendage de la main gauche et de brossage de la main droite, et la main gauche avait une échappée brusque dans laquelle elle venait frapper par son dos les bords tranchants de l'angle dièdre du coin. Il y avait donc encore traumatisme professionnel, cette fois assez violent, et c'est même à ce fait que nous attribuons la forme particulière, presque en bourse séreuse ulcérée, du pigeonneau dans ce cas. D'ailleurs cette lésion était chez notre malade extrêmement douloureuse à la moindre pression.

Quoiqu'il en soit de toutes les raisons mécaniques que nous avons invoquées, frottement, compression, usure de la peau macérée soumise à la puissance exercée par le plan osseux et à la résistance opposée par la table, les peaux qu'on travaille, etc., il faut avouer que si elles nous paraissent nécessaires, elles ne nous semblent pas suffisantes, et il faut quelque chose de plus pour créer le pigeonneau.

C'est *l'agent caustique*, représenté chez les tanneurs et les mégissiers par la chaux seule ou mélangée à l'orpin, au sulfhydrate de sodium, enfin toutes les drogues épilatoires dont on se sert dans ces professions.

C'est le *mordant* chez les teinturières qui est incriminé. Elles sont en effet absolument unanimes à reconnaître que lorsqu'on se servait « *d'apprêt blanc* » au carbonate de potasse, le pigeonneau était inconnu ou d'une extrême rareté, tandis que depuis l'apparition de « *l'apprêt jaune* » au bichromate de potasse, il sévit avec une vigueur et une fréquence qui leur sembla diminuer avec l'intensité de l'apprêt. Ce qui nous confirme dans l'opinion que c'est le bichromate de potasse qui cause ces désordres, ce sont les observations VII et VIII qui ont toute la valeur d'une expérience de laboratoire. Elles ont trait à deux hommes de peine employés à la teinture, dont l'unique travail consistait à sortir d'un bain de bichromate de potasse des peaux qu'ils manipulaient pour les conduire ensuite dans un bain d'hyposulfite de soude. Ils furent atteints tous deux de pigeonneaux profonds de la face dorsale des doigts, de la pulpe du pouce et de la paume de la main.

D'ailleurs un certain nombre d'ouvrières de la même usine employées à la teinture en noir qui se fait en cet endroit non point *à la brosse*, mais *au tampon*, avaient été atteintes quelques semaines auparavant de pigeonneaux profonds siégeant de préférence au petit doigt et à l'annulaire de la main droite, localisations en rapport avec l'usage du tampon.

Les autres mordants employés sont aussi à incriminer, mais le plus pernicieux, c'est, à notre avis, le bichromate de potasse.

M. le docteur Le Roy des Barres, chirurgien de l'hôpital de Saint-Denis auquel nous avons montré nos photographies, a bien reconnu le type des pigeonneaux qu'il soigne depuis de longues années déjà chez les ouvriers des usines de Saint-Denis, et il nous citait à cet égard le cas d'un de ses malades, teinturier en étoffes, celui-là, chez lequel l'emploi du bichromate de potasse avait produit des pigeonneaux graves et multiples des paumes des deux mains, lesquels furent suivis de phlegmons profonds qui guérirent en laissant une impotence fonctionnelle presque absolue causée par la rétraction des aponévroses palmaires des deux côtés.

On avait songé à invoquer aussi l'action possible des composés caustiques formés par le peu de chaux qui pourrait rester dans les peaux, avec la matière organique de ces mêmes peaux. Mais il n'en est rien ; les peaux tannées ou mégies ne donnent pas de pigeonneau. Ceux que Max. Vernois a cités chez les corroyeurs sont dus à l'orpin dont ceux-ci se servent pour la teinture en jaune, et non pas à la peau tannée elle-même.

Ce qu'il faut incriminer, c'est l'eau de Javelle et le carbonate de potasse chez la blanchisseuse ; c'est la poudre de chaux transformée en pâte caustique chez le brunisseur en orfèvrerie.

Notons aussi l'influence que peuvent avoir dans la pathogénie de ces ulcérations le lavage biquotidien auquel la plupart des ouvrières soumettent leurs mains, et pour lequel elles se servent d'extrait de Javelle du commerce dédoublé avec de l'eau et mélangé avec du son pour faciliter le nettoyage ; elles emploient aussi concurremment l'esprit de sel. Il nous est arrivé, en effet, de voir de très légères excoriations sur les mains des ouvrières d'une usine où, par complaisance et pour nous permettre de photographier leurs mains, elles durent un jour se les laver une fois de plus, c'est-à-dire trois fois dans la journée. Le lendemain, en nous montrant leurs excoriations, elles nous dirent qu'elles ne se souciaient pas de recommencer parce qu'elles ne manqueraient pas de voir des pigeonneaux pousser sur ces excoriations.

La double influence mécanique et chimique de ce lavage ne nous paraît pas contestable.

Mais, dira-t-on, y a-t-il immunité pour certains individus à l'égard du pigeonneau ? Beaucoup d'auteurs l'affirment, la plupart l'admettent. Voici ce que dit le professeur HALL (1) à ce propos: « Parmi les cas très nombreux de dermatite professionnelle que j'ai vus dans le service de peau de l'hôpital royal, c'est le seul de cette nature que j'ai vu jusqu'à ce jour, et comme le nombre des brunisseurs dans les usines d'orfèvrerie en ruolz est considérable, j'ai visité quelques-unes des plus grandes, parmi ces usines, et je me suis livré à une enquête sur l'état des mains des hommes qui y sont employés. Voici les renseignements que j'ai eus... La plupart des ouvriers disent qu'en règle générale, la chaux en poudre n'a pas d'action sur les mains, à moins toutefois qu'on n'ait une meurtrissure ou une coupure, auquel cas il se produit une ulcération, à moins qu'on ne la protège, alors la guérison arrive bien vite, et les ouvriers n'ont par le fait que peu d'ennuis... »

Ici il est difficile d'avoir une opinion à cause de la rareté des cas ; mais pour les pigeonneaux des mégissiers et des tanneurs, BAZIN nie l'immunité.

Pour nous qui avons posé la question à *tous les ouvriers que nous avons vus et interrogés dans toutes les usines que nous avons visitées*, cette immunité n'existe pas. Cependant nous reconnaissons que certains individus sont plus exposés que d'autres, et quand nous aurons dit que les

(1) HALL (A). — *Loc. cit.*

apprentis sont plus sujets aux ulcérations que les vieux ouvriers ; que les blonds à peau blanche et fine paraissent plus souvent atteints que les hommes à peau brune ; quand nous aurons signalé l'unanimité des ouvriers à reconnaître, l'influence aggravante de l'hiver et du froid, si compréhensible avec son cortège de gerçures, de crevasses, d'engelures, sur la production du pigeonneau, nous aurons à peu près tout dit. Mais il restera à expliquer pourquoi parmi tant d'ouvriers exerçant la même profession, il y en a qui ne sont pas atteints, et pourquoi le professeur HALL n'a trouvé qu'un cas de pigeonneau, car c'est bien d'un pigeonneau qu'il s'agit si nous en croyons l'auteur : « Dans un récent article, MM. BROCQ et LAUBRY ont décrit quelques cas intéressants d'ulcères des mains chez les tanneurs et les teinturiers en peaux, mais les conditions du travail chez ces ouvriers étaient quelque peu différentes de celles dont j'ai parlé dans les ca que j'ai décrits. Car, tandis que les premiers travaillaient constamment dans l'humidité, ce qui macérait les couches superficielles de leur épiderme, mes malades travaillent toujours dans la poussière..... Quant à ce qui concerne l'apparence des ulcères dans les deux cas, les photographies publiées dans le journal français ressemblaient tout à fait à ce que j'ai moi-même observé. Selon toute probabilité, sitôt qu'il y a effraction de la peau, l'action est la même dans les deux cas, savoir l'action d'un caustique lent. »

C'est toujours « le même problème qui se présente constamment dans tous les types de dermatite professionnelle ; pourquoi un homme est-il affecté tandis que son voisin ne l'est pas ? Est-ce parce qu'il a de la tendance à l'eczéma ? Où se trouve son point faible, est-ce la peau ou bien le système nerveux ? Autant de questions qui attendent encore une réponse. Mais de même que lorsqu'un eczéma qui a déjà fait une apparition, récidive plus facilement, de même aussi une dermatite professionnelle, quand elle a existé, réapparaît sous l'influence d'un excitant moins fort. » (A. Hall.)

C'est exactement là l'opinion que MM. Brocq et Laubry avaient exprimée dans leur mémoire : « Il est probable que la production de cette affection est en outre en partie gouvernée par cette influence si mystérieuse et si importante qui est la prédisposition individuelle et qui régit en somme la plupart des éruptions artificielles.

« Suivant les sujets, les téguments offrent plus ou moins de résistance aux actions irritantes extérieures et présentent avec plus ou moins de facilité les gerçures, les éraflures qui sont le point de départ du pigeonneau, peut-être même aussi, une fois l'effraction épidermique constituée, les téguments mis à nu sont-ils, suivant les sujets, plus ou moins facilement attaquables par les caustiques, et se cicatrisent-ils avec plus ou moins de facilité. »

Quant aux influences diathésiques, sans rien préjuger d'elles, puisque les conditions de notre enquête faite au milieu des ateliers et des usines nous interdisaient un examen médical approfondi et, partant, une opinion raisonnée à cet égard, nous nous bornerons à faire remarquer que les malades des observations I et II étaient syphilitiques, que d'autres étaient rhumatisants ou suspects de tuberculose.

Enfin pour les pigeonneaux des teinturières (et oserons-nous dire pour ceux des blanchisseuses), comme MM. Brocq et Laubry (1), nous croyons devoir adopter, pour expliquer leur pathogénie, les idées émises par Layet à propos des teinturiers en général. « L'eczéma des mains et des bras, l'irritation chronique du corps papillaire du derme, les gerçures aux doigts, certaines éruptions et ulcérations spéciales sont des affections communes à tous ceux qui apprêtent et nettoient les étoffes. Elles trouvent leur cause dans le lavage et le blanchîment des étoffes, dans les opérations de dégraissage et de mordançage, la préparation des bains de couleur, l'impression des dessins avec des rongeants ou des couleurs rongeantes, etc... Voici comment ces lésions arrivent généralement : l'épiderme des mains continuellement immergées dans les bains de préparation se flétrit, s'amincit ; les parties superficielles du derme s'irritent et deviennent d'une sensibilité extrême ; bientôt, sur les parties latérales des doigts, se forment de petites vésicules au niveau des papilles irritées, l'épiderme aminci se crève, laissant la papille à nu entourée de squames. C'est alors que le contact avec les acides et les caustiques, principalement l'acide picrique, les chromates de potasse, la chaux, les chlorures, etc..., vient déterminer en ce point où l'épiderme protecteur n'existe plus, d'abord une inflammation plus vive, puis une ulcération. Il est rare qu'un ouvrier teinturier n'ait point présenté à un moment donné de semblables lésions (Layet, *loc. cit.*). »

(1) Brocq et Laubry. — *Loc. cit.*

ANATOMIE PATHOLOGIQUE

Les circonstances ne nous ayant pas permis de faire plus d'une biopsie, nous n'avons eu qu'une seule pièce à examiner, et encore, à cause des difficultés de l'inclusion, n'avons-nous pu obtenir des coupes en série continue ; les coupes examinées ont été prélevées les unes au début, les autres à la fin de la série. La pièce a été fixée dans l'alcool et incluse dans la celloïdine.

Vue de l'ensemble de la coupe (fig. 17). — C'est

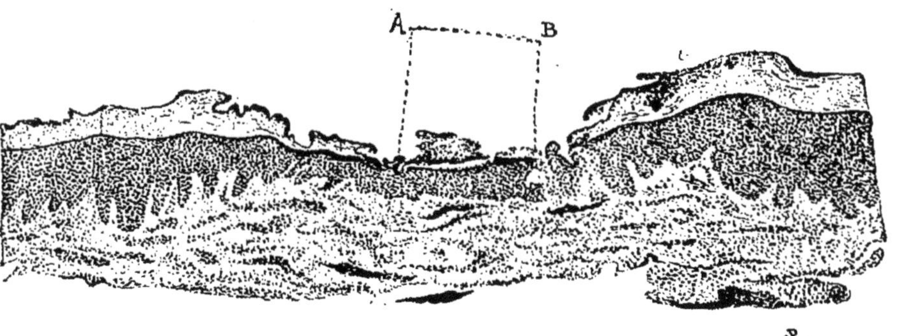

Fig. 17.

une sclérose du *derme* avec hyperacanthose, légère hypertrophie des cônes interpapillaires et un épaississement du *stratum corneum* dont les noyaux sont conservés ; dans l'ensemble un état papillomateux.

Au centre de la figure, on voit une ulcération évasée en entonnoir, intéressant, au début de la série des coupes, toutes les couches de l'épiderme et venant reposer sur le derme ; à la fin de la série, n'intéressant que le *stratum corneum*.

Une étude plus approfondie de la coupe montre un derme très sclérosé composé de faisceaux se croisant perpendiculairement, formant des stratifications irrégulières. On n'y voit pas de glandes sébacées, on trouve seulement quelques coupes de glomérules sudoripares, des capillaires et des fentes lymphatiques. Les capillaires sont nettement sclérosés, et présentent une paroi épaissie et fibreuse ; de plus tous ces organes, au lieu de baigner dans une atmosphère de tissu conjonctif lâche semé de nombreuses cellules rondes, sont insérés et comme étouffés entre les faisceaux scléreux du derme. Quelques fentes lymphatiques même présentent une paroi fibreuse qui double leur endothélium.

Enfin, au niveau du centre de l'ulcération, le corps papillaire a entièrement disparu, et le fond repose directement sur du derme sclérosé.

L'épiderme présente un aspect différent suivant le point considéré ; il est partout également épaissi dans son ensemble. Le *stratum corneum* montre une épaisseur égale à celle du corps muqueux de Malpighi, mais, tandis que loin de l'ulcération le *stratum granulosum* a une épaisseur anormale, en rapport cependant avec l'épaisseur du *stratum corneum*, à mesure qu'on se rapproche de l'ulcération, il diminue d'importance et finit par disparaître entièrement. On ne voit plus que la teinte diffuse du *stratum intermedium* qui forme une mince couche, et, en faisant varier la vis micrométrique, accolée contre ce dernier, le *stratum lucidum*. Les cellules du corps muqueux sont normales. Nous avons déjà vu que cette couche est d'une épaisseur exagérée : la couche germinative n'a cependant qu'une seule rangée de cellules.

Quant à *l'ulcération*, voici comment elle se présente : c'est une perte de substance dont le fond repose sur le derme, et qui va en s'évasant vers l'extérieur. Cet évasement en pente douce se montre sur toute la périphérie du pigeonneau, ainsi qu'on le voit dans les dernières coupes de la série où le *stratum corneum* est seul intéressé, et l'est de moins en moins à mesure qu'on se rapproche des limites de la lésion. D'ailleurs, c'était déjà ce que nous avait indiqué l'examen macroscopique. L'ulcération paraît divisée en deux étages par une sorte de toiture A. B. (fig. 17) effondrée en deux points sur la coupe que nous étudions ici. A un faible grossissement, cette toiture paraît constituée par la couche supérieure du corps muqueux dé Malpighi, le stratum intermedium, le stratum lucidum, et un peu du stratum corneum. Un fort grossissement (fig. 18) ne permet pas de retrouver les éléments cellulaires de ces couches, déjà évidemment en train de se nécroser, mais la coloration qui prend encore, ne permet pas de s'y tromper. D'ailleurs cette toiture est située exactement dans le prolongement des couches correspondantes du reste de la coupe dont elle est séparée uniquement par cet effondrement que nous avons vu à chacune de ses extrémités. Au-dessous de cette toiture, l'ulcération forme une cavité com-

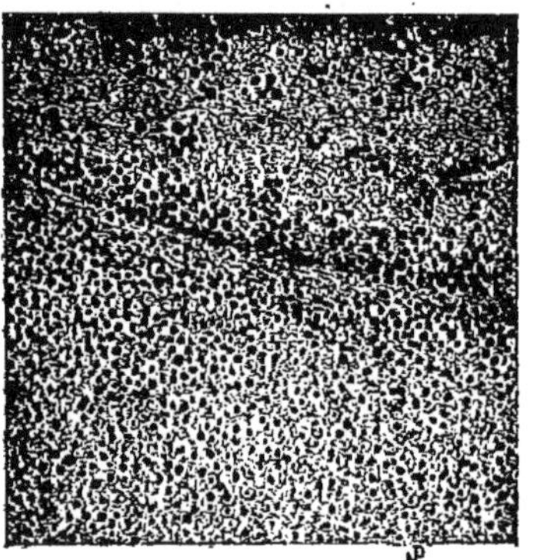

Fig. 18.

muniquant avec l'extérieur par les deux ouvertures que nous venons de signaler. Cette cavité est remplie par un amas de cellules rondes qui paraissent être formées par des cellules à noyaux polymorphes. Ce tissu d'infiltration envoie, par les deux orifices précités, quelques bourgeons charnus dans l'étage supérieur, mais celui-ci est surtout occupé par des placards amorphes probablement composés de globules sanguins et de débris cornés ; l'ensemble représentant la croûtelle qui occupait le fond du pigeonneau.

Les bords de l'ulcération dans son ensemble sont constitués de haut en bas par le stratum corneum, la couche intermédiaire, le corps muqueux de Malpighi et un prolongement interpapillaire du côté gauche de la coupe (fig. 19) au même niveau, par une papille dénudée de l'autre côté. Le *stratum corneum* en ce point est déchiqueté irrégulièrement, villeux, et par places présente des taches irrégulières, colorées d'une façon intense par la

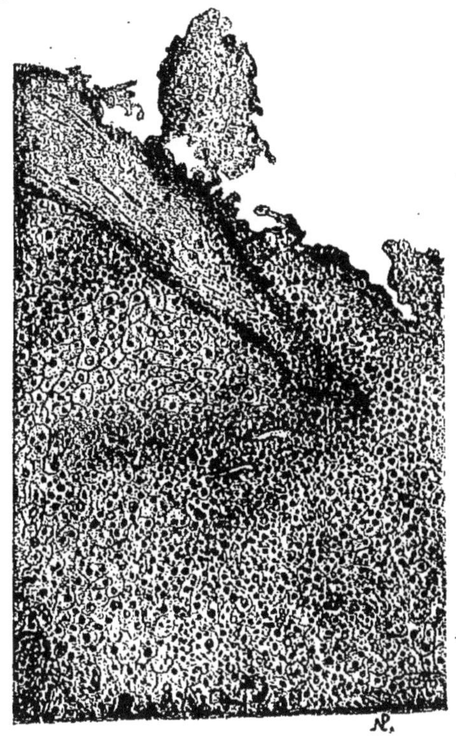

Fig. 19.

fuchsine acide, amorphe, d'aspect colloïde. Il doit s'agir de points de l'épiderme désorganisés par les caustiques. Les cellules du corps muqueux qui bordent l'ulcération se colorent mal, elles commencent à dégénérer ; les connexions intercellulaires disparaissent, on voit les cellules se désagréger.

Le fond formé par le derme est déchiquete par le processus ulcéreux qui s'étend, et dissocie les couches supérieures de faisceaux scléreux qui le composent. De même la papille dénudée qui l'aborde de l'autre côté commence à réagir dans le sens de la sclérose.

Il reste maintenant à interpréter la présence de cette toiture cornée, ce qu'on pourrait faire, nous semble-t-il, de la manière suivante. L'ulcération doit intéresser d'abord le stratum corneum, puis le stratum lucidum, le corps muqueux et arriver enfin au derme. Celui-ci réagit, donne du tissu de granulation, et l'ulcération gagne alors en largeur en même temps qu'en profondeur. Elle doit progresser dans ce dernier sens plus rapidement au niveau des couches inférieures qu'au niveau des couches supérieures déjà modifiées, incapables de réagir, et susceptibles seulement peut-être d'ulcération traumatique, d'où la présence d'une sorte de corniche circulaire plus ou moins déchiquetée au fond de l'ulcération et qui lui donne sur une coupe vaguement l'aspect en sablier. Ceci se traduit macroscopiquement par la présence de ce liséré corné qui, nous l'avons souvent signalé dans les observations, cerne intérieurement le bord libre de l'ulcération qui ne paraît plus taillé à pic, mais décollé et mobilisable sur le fond.

La coupe qui nous a servi pour faire cette étude provient du pigeonneau de l'observation XI, et a été faite suivant le diamètre A B. (Voir sur la figure 13).

DIAGNOSTIC

Nous demanderons encore à M. le docteur Brocq la permission de le citer à propos du diagnostic et du traitement de cette curieuse affection; ce sont là en effet autant de points qu'il a fixés avec une précision telle qu'il n'y a plus rien à dire après lui.

« Le diagnostic du pigeonneau est de la plus grande facilité. L'ulcération à bords taillés à pic, le bourrelet périphérique, la croûte noire centrale quand elle existe, les localisations si particulières, la profession des malades, tout cet ensemble est absolument caractéristique. Ajoutons que chez ces malades les ongles des doigts sont altérés, irréguliers, comme usés et malformés, encadrés d'une bordure de teinture que l'on ne parvient pas à faire disparaître.

«Ni la syphilis, ni la tuberculose ne donnent naissance à de semblables lésions, aussi régulières, aussi circonscrites, isolées. L'épithélioma des doigts est de la plus grande rareté, et il ne donne pas, lui non plus, naissance à une ulcération aussi régulièrement arrondie ou ovalaire.

« Les chancres simples des doigts sont également fort rares, et ils n'ont ni la profondeur, ni la régularité, ni le bourrelet périphérique du pigeonneau.

« On pourrait essayer d'établir un diagnostic différentiel entre le pigeonneau et les ulcérations arsenicales : nous n'en voyons guère pour notre part l'utilité, ni même la possibilité. Les ulcérations arsenicales ont une pathogénie identique à celle du pigeonneau vrai, et celles que nous avons vues, celles que le professeur Hardy a fait mouler au musée de l'hôpital Saint-Louis ressemblent à s'y méprendre aux pigeonneaux de nos teinturières. Peut-être n'y a-t-il pas au même degré la croûte noirâtre centrale, le même bourrelet dur, arrondi, périphérique, mais ces caractères objectifs différentiels ne semblent pas être constants, et, en réalité, les ulcérations arsenicales sont, tout comme les pigeonneaux vrais, de simples ulcérations par action lente et progressive de caustiques. On ne peut guère les distinguer que par les commémoratifs. D'ailleurs, dans la pathogénie des pigeonneaux des mégissiers, l'arsenic intervient comme substance caustique puisque ces ouvriers manient de l'orpiment. »

TRAITEMENT

« Quand le pigeonneau est constitué à l'état d'ulcération profonde, ce qu'il y a de mieux à faire, c'est de cesser de travailler. S'il y a des croûtes sur l'ulcération, on les fait tomber par un pansement humide : on le continue s'il y a des parties sphacélées non encore détachées, puis on fait le pansement des ulcérations simples avec une poudre cicatrisante quelconque qui doit varier suivant les susceptibilités individuelles et le degré d'irritabilité des téguments. Si donc le malade souffre beaucoup, on emploie l'orthoforme ; s'il y a de la tendance à l'eczéma, le sous-carbonate de fer ou l'iodol, sinon on choisit l'iodoforme, l'europhène, etc.

« Presque toujours la cicatrisation se fait régulièrement sans accidents ; mais lorsque le pigeonneau est profond et étendu, elle peut mettre des semaines pour être définitive.

« Quand le pigeonneau ne fait que commencer, il peut suffire de s'enduire d'un corps gras quelconque, axonge, lanoline aleptine, de jus de tan ou de goudron, puis de mettre un doigt de gant pour protéger hermétiquement la partie malade et l'on peut ainsi continuer à travailler et arriver à guérir. Il y a des ouvriers qui s'enduisent de collodion : cette pratique nous semble inférieure à la précédente. » (Brocq et Laubry, *loc. cit.*)

Nous devons ajouter que dans plusieurs usines nous avons appliqué, tant à des teinturières qu'à des mégissiers ayant des pigeonneaux profondément ulcérés et rebelles, le traitement suivant : Après lavage minutieux de la lésion et bain de dix minutes dans une dissolution chaude saturée d'acide borique, nous avons détergé et asséché avec de l'ouate aseptique le pigeonneau dans lequel nous avons versé une petite quantité d'orthoforme ; par dessus, nous avons appliqué un pansement occlusif à l'ouate hydrophile recouverte d'une couche épaisse de collodion. Dès le lendemain, l'amélioration était signalée par toutes les ouvrières auxquelles nous avions appliqué le pansement qui avait fort bien résisté à l'action du mordant et du frottement. Après des pansements semblables répétés quotidiennement, nous avons pu obtenir en six à sept jours la guérison complète de pigeonneaux ulcérés depuis cinq à six mois.

« La prophylaxie devrait consister tout d'abord, comme nous l'avons dit plus haut, à employer des mordants aussi peu caustiques que possible et, à cet égard, le Conseil d'hygiène devrait s'inquiéter de cette question qui a une réelle importance puisque le pigeonneau peut frapper des ouvriers et des ouvrières d'incapacité de travail pendant des semaines et même pendant des mois. Il faudrait, en outre, que les ouvriers et les ouvrières qui sont exposés au pigeonneau fussent invités à surveiller leurs mains avec la plus grande attention. Les moindres éraflures, les éruptions les plus minimes devraient être immédiatement soignées, puis protégées par des doigtiers ou par des gants de caoutchouc. Il serait ainsi relativement facile de faire disparaître complètement le pigeonneau des teintureries parisiennes où il sévit avec une réelle fréquence depuis quelques années. » (Brocq et Laubry, *loc. cit.*)

Ajoutons qu'il serait bon de déconseiller aux teinturières le lavage bi-quotidien des mains, et surtout la détestable pratique de se les frotter énergiquement avec de l'eau de Javelle et du son, ce qui amène des excoriations, points de départ du pigeonneau.

Tout ce qui vient d'être dit s'applique également aux mégissiers, aux tanneurs, etc.

CONCLUSIONS

I. Les ulcérations professionnelles des mains, connues et décrites sous le nom de PIGEONNEAU chez les mégissiers, les tanneurs, les chamoiseurs, les maroquiniers, etc., enfin chez tous ceux qui se livrent au travail complet des peaux, et qui se présentent avec une très grande fréquence dans ces professions, sont les mêmes que celles qui ont été récemment décrites chez les teinturières en peaux où on les rencontre presque aussi fréquemment que chez les premiers. Elles sont identiques à celles qui ont été signalées chez les plâtriers et les maçons, et enfin à celles qu'on a observé beaucoup plus rarement sans doute, puisque nous n'en avons qu'un cas, chez les brunisseurs ou polisseurs en orfèvrerie de ruolz et les blanchisseuses.

II. Cette affection est due :

1° D'abord à l'effraction de la lame cornée de l'épiderme produite par des causes multiples, au premier rang desquelles nous plaçons les traumatismes professionnels, c'est-à-dire les modifications pathologiques du tégument cutané résultant de la répétition fréquente et journalière du même geste professionnel.

2° L'action plus ou moins lente, sur les tissus ainsi mis à nu, des substances caustiques employées dans ces professions, et parmi lesquelles nous citerons : la chaux et l'arsenic chez les mégissiers, tanneurs, etc. ; l'apprêt au bichromate de potasse chez les teinturières ; la chaux chez les brunisseurs en orfèvrerie ; enfin l'eau de Javelle et le carbonate de potasse chez les blanchisseuses.

III. En raison des complications et de l'impotence fonctionnelle qu'il peut amener, le pigeonneau mériterait de fixer l'attention des hygiénistes et des médecins.

IV. Il serait désirable que les directeurs d'usines et les chefs d'établissements avertissent les ouvriers qu'ils emploient, des inconvénients occasionnés par la manipulation des substances caustiques dont on se sert pour les besoins du travail dans ces usines ; et qu'ils prissent toutes les mesures nécessaires pour éviter dans la mesure du possible, les pigeonneaux et les accidents qu'ils peuvent entraîner à leur suite.

V. Le meilleur mode de traitement nous paraît être :

1° *Si le pigeonneau suppure*, la cessation du travail, l'application de pansements humides aseptiques d'abord, puis quand la suppuration a cessé, l'emploi de poudres cicatrisantes.

2° *Si le pigeonneau ne suppure pas*, après un nettoyage minutieux de l'ulcération, on comblera celle-ci avec un peu d'orthoforme de préférence qu'on recouvrira d'un pansement occlusif à l'ouate hydrophile et au collodion, ce qui permet aux ouvriers la continuation du travail, la couche d'ouate ainsi pelliculée formant matelas et protégeant bien la lésion.

VI. La prophylaxie la plus rationnelle consisterait à n'employer que des mordants ou autres substances aussi peu caustiques que possible. A défaut de cela, on devra recommander aux ouvriers d'avoir les plus grands soins de leurs mains, et de faire panser immédiatement suivant les règles indiquées ci-dessus, les moindres éraflures ou excoriations.

On peut se servir de gants en peau huilée ou en caoutchouc parfaitement imperméables ; ils risqueraient autrement d'être plus nuisibles qu'utiles. Il sera donc nécessaire de vérifier tous les jours s'ils remplissent cette condition.

24 juin 1901.

BIBLIOGRAPHIE

ARMIEUX. — *Du rossignol, du choléra des doigts chez les mégissiers*. In Compte rendu des travaux de la Société impériale de médecine, chirurgie et pharmacie de Toulouse en 1853 et *Gazette des hôpitaux de Paris*, 3 septembre 1853, p. 120.

TARDIEU. — *Dictionnaire d'hygiène et de salubrité publique*, 2e édition, 1862, p. 246.

BEAUGRAND. — *Recherches historiques et statistiques sur les maladies des ouvriers qui préparent les peaux en général et sur celles des tanneurs en particulier*. In *Annales d'hygiène*, 2e série, t. XVIII, 1862.

BAZIN. — *Leçons théoriques et cliniques sur les affections cutanées artificielles*, rédigées et publiées par le docteur Guérard, 1862, p. 95, note 1.

VERNOIS MAX. — *De la main des ouvriers et des artisans au point de vue de l'hygiène et de la médecine légale*. In *Annales d'hygiène*, 1862, p. 148. — *Traité d'hygiène pratique et administrative*.

LAYET ALEX. — *Hygiène des industries et des professions*. Paris, 1875, article Peaussiers. — *Dictionnaire Dechambre*, 1e série, t. XXII, 1886, article Peau, hygiène professionnelle et industrielle, p. 170 et suivantes. — *Ibid*. Article Teinturiers.

Poincaré. — *Traité d'hygiène industrielle*, 1884, p. 200-201.

Proust. — *Traité d'hygiène*, p. 130.

Pécholier et Saint-Pierre. — *Etude sur l'hygiène des ouvriers peaussiers du département de l'Hérault.*

Napias. — *Dictionnaire d'hygiène.* — *Rapports sur l'hygiène.*

Rouvier. — *Des altérations professionnelles des ouvriers gantiers et palissonneurs.* *Th.*, Paris, 1883.

Annales de Dermatologie et de Syphiligraphie, 1880-1900.

Annales d'hygiène, 1890-1900.

Revue d'hygiène, 1890-1900.

Rapports au conseil d'hygiène et de salubrité du département de la Seine, 1863-1900.

L. Brocq et Ch. Laubry. — *Le pigeonneau. Ulcérations professionnelles des mains chez les ouvriers teinturiers en peaux. Annales de Dermatologie et de Syphiligraphie*, avril 1901.

Villon. — *Traité pratique de la fabrication des cuirs et du travail des peaux*, Paris, 1889.

Schmauss (A.). — *Die Fingercholera und die Nachtigall der Gerber.* In *Bayer aertz-intell. Blatt*, 1861.

Lorenz (V.). — *Etwas über die Krankheiten der Lohgerber*, Rostock, 1798.

Ramazzini. — *Abhandlung von der Krankheiten der Künstler und Handwerker* neu bearbeitet von doctor Ackermann Stendal, 1780, p. 9-28.

Hall Arthur. — *Multiple ulcers of the hands due to occupation.* In *British Journal of Dermatology*, june 1901.

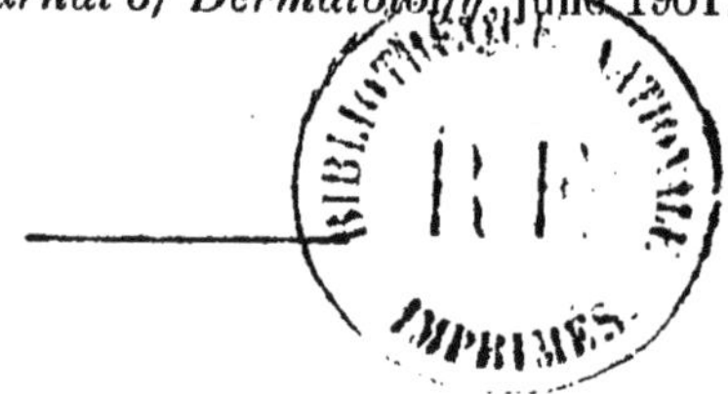

TABLE DES MATIÈRES

IMPRIMERIE F. DEVERDUN, BUZANÇAIS (INDRE).

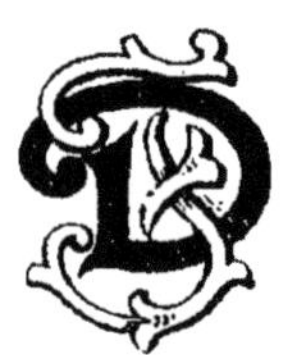

BUZANÇAIS (INDRE). IMPRIMERIE F. DEVERDUN

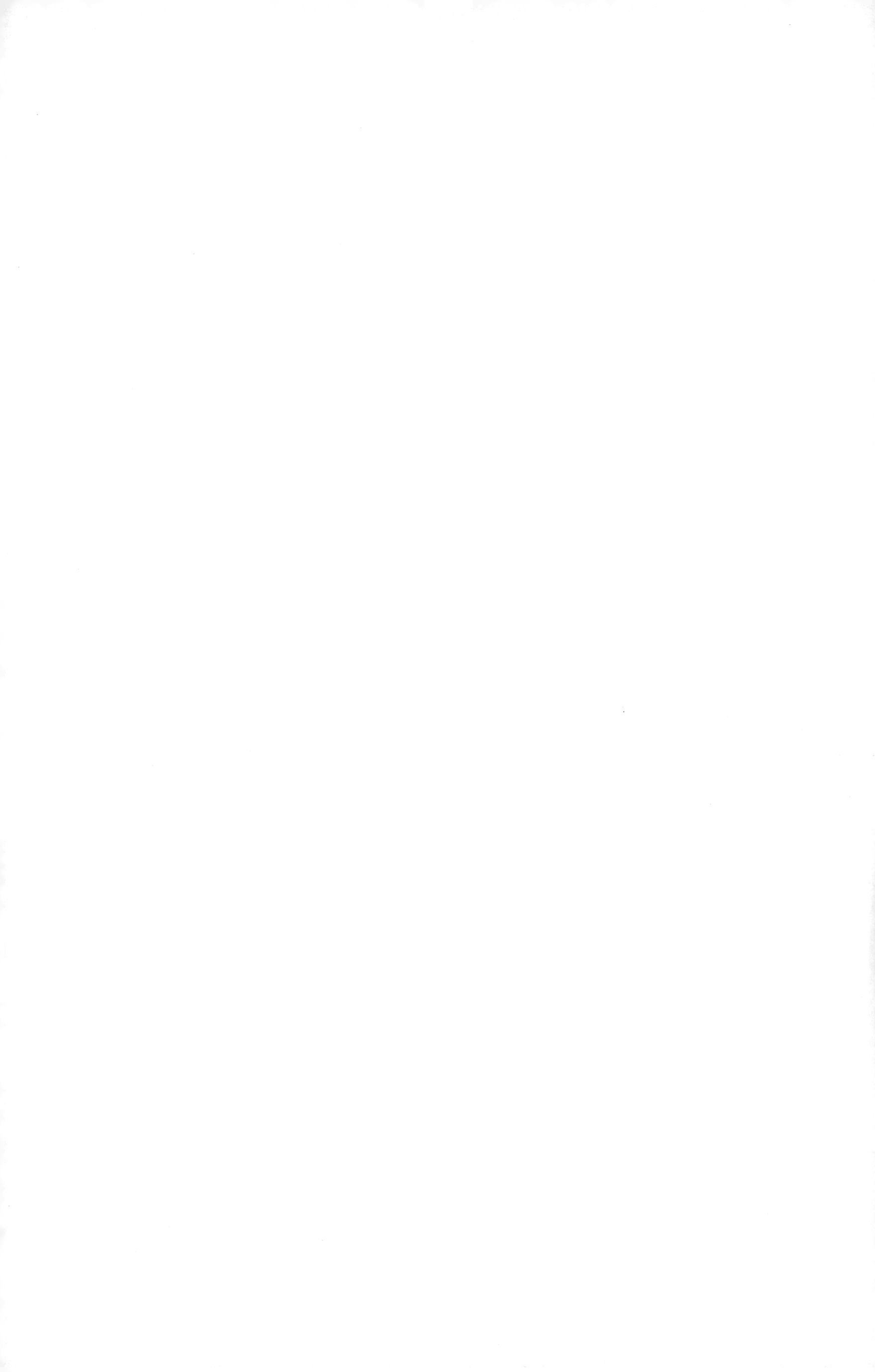

www.ingramcontent.com/pod-product-compliance
Ingram Content Group UK Ltd.
Pitfield, Milton Keynes, MK11 3LW, UK
UKHW021043230726
13926UKWH00004B/1624

9 782013 581233